病気知らずの体をつくる粗食のチカラ

幕内秀夫

青春新書
INTELLIGENCE

はじめに

家庭料理は「手抜き」が一番!

食生活は、いうまでもなく健康の基本です。

スーパーマーケットに行けば、「健康にいい」をウリにした食品があふれています。テレビや雑誌、本などで見聞きした健康情報を食生活に取り入れている人も多いでしょう。

「栄養バランスを考えて食べよう」

「食材が偏らないように工夫しないと」

「好き嫌いをつくらないよう、子どもの苦手な野菜も食べさせないと」

このように考え、自分はもちろん、家族の食事に気を遣っている人もいると思います。

しかし、これらは「間違った思い込み」だといったら驚かれるでしょうか。自分自身の、そして家族の健康のことを考えるならば、食事に時間や手間をかけない「粗食」こそが、じつは一番体にいいのです。

一例を挙げましょう。

3

「栄養バランスを考えて、子どもには好き嫌いなく食べさせよう」と考えると、真面目な親御さんほど真剣に取り組もうとします。しかし子どもは小さければ小さいほど、好き嫌いが多いものです。とくに野菜を嫌う傾向があります。それは何の問題もないことなのです。

冷静に考えてみれば、お父さんもお母さんも子ども時代はたくさんの好き嫌いがあったはずですが、大人になったいま、それで何も問題が起きていないでしょう。ところがそれを「偏食」だと考え、手を変え品を変えて料理をつくってしまったりします。

そうなると、どんな食生活になるでしょうか？

詳しくは本文で触れますが、変にバランスを考えて、子ども受けのする食事をつくると、じつは油と砂糖だらけの食事になってしまうのです。

子どもだけではありません。大人である皆さんも、野菜をたくさん食べるために、ドレッシングやマヨネーズをたっぷりかけていませんか。たしかに野菜はとれますが、同時に油や添加物も体に取り込んでしまうことになります。

体のためを思っているのに、これでは本末転倒です。こうした油や砂糖だらけの食生活を続けていけば、アレルギーや肥満、生活習慣病、がんなどの病気を招いてしまう可能性

もあるのです。

それを防ぐヒントは、日本の昔ながらの伝統食「粗食」にあります。ごはんにみそ汁、魚料理に漬物や梅干しなどのシンプルな食べ方こそが、健康になる秘訣なのです。

記念日にレストランでフルコースの料理を食べたり、家族の好きな手の込んだ料理をつくるのは、もちろん悪いことではありません。でも、それは〝たまに〟くらいでちょうどいい。いつもの家庭料理は、15分もあればつくれる「粗食」で充分です。

現代社会の食生活に関する「現状」と「情報」は極めて複雑です。そもそも「バランスのとれた食生活」とは、いったい何なのかを考える必要があります。

それを理解すれば、大人も子どもも本当に健康になれる食生活のヒントが見つかるはずです。本書がその道標となることを願っています。

『病気知らずの体をつくる　粗食のチカラ』　目次

はじめに　家庭料理は「手抜き」が一番!　3

序章

「バランスのいい食事」が大人も子どももダメにする

家族の食事は「手抜き」のほうがうまくいく　16

昔は「子どものための食事」などつくっていなかった　17

「バランスのいい食事」の落とし穴　19

栄養バランスを考えたらなぜか食事が"欧米化"　21

栄養素を重視した奇妙な献立　22

1章

「子ども受けする料理」は必要ない

家族の食事は「大人中心」でうまくいく！

子どもが野菜嫌いなのは当たり前　26

「食わず嫌い」は子どもの能力のひとつ　28

ポイントは「においの強さ」　29

野菜の好き嫌いにも意味がある　31

「だまし食べ」までして食べさせる意味があるのか　32

アトピーになる子どもが増えている理由　34

子どもの本能を欺く飲み物、食べ物　36

砂糖と油の味を覚えてしまうと…　38

歯止めがきかなくなる「別腹」　40

メタボ化する子どもたち　42

“お子様ランチ食”で頭が悪くなる⁉　43

おやつは「4回目の食事」と考える　45

2章

砂糖と油まみれの「カタカナ食」
"おかし"な食べ方が病気をつくる

男性よりも女性のほうが油をとっている!? 56

日本女性のコレステロール値がアメリカ人を抜いた！ 57

もはやパンはお菓子同然

食パンにはバターを塗らずにいられない 59

"おかし"な朝食に子どもを巻き込むな 60

朝食を抜くなら"完全に"抜いたほうがいい 62

乳がんと食生活は深くかかわっている 62

原因は肉食過多よりごはんの減少？ 65

67

パン食と相性がいい「フライパン料理」

噛まないカロリー源は必要ない 51

牛乳は健康食品ではなく「嗜好品」 53

48

「ごはんを食べると太る」という誤解　69

輸入小麦の問題点　72

日本の食卓は本当に豊かになったのか　73

甘いおやつは〝心のために〟欠かせない　75

和菓子に比べて脂肪が多い洋菓子　78

甘いお菓子とは上手につき合えばいい　80

外食の「カタカナ食」もたまにはOK　82

乳製品には意外と脂肪が多い　84

じつは、朝はパンよりごはんのほうがラク　85

コンビニ・スーパーのお惣菜も使いよう　87

3章

犯人は「糖質」ではなかった!?

太るのは「食べ方」が原因だった!

糖質制限食が流行した背景 90

朝のダルさの理由は前夜の食事にある 92

なぜ、糖質制限でやせるのか 93

ごはん食は財布にやさしい 94

糖質を求めるあまり起こるリバウンド 96

糖質制限でやせる人、やせない人 97

ファストフード型肥満の多い沖縄県 98

お菓子が夕食代わりになっていないか 100

帰りが遅くなるとき、夕方にとりたいもの 102

夜食のメニューは、病人か旅人に聞け! 104

常備食はごはんとお酒の心強い味方 105

「減塩=体にいい」の間違い 106

4章

時間と手間をかけずに健康になる！
たった15分の粗食ごはん

もう、食事づくりを頑張らなくていい
人の数だけ、食生活のスタイルがある
123 120

優先順位をつけて食事を見直す
125

主食

食生活は「主食」が9割
128

お酒につまみではなく、つまみにお酒を合わせる
朝にパンを食べると太る!?
110

「昼食＝12時」でなくてもいい
112

自分に合った食べ方を考える
114

「会社のデスクで朝ごはん」もあり
115

モーニングコーヒーが欠かせない人は
116

108

玄米、胚芽米、分づき米…の選び方 130

パスタ、ピザ、オムライスは休日のごちそうに 131

汁もの

みそ汁は一番大切な"脇役" 132

日本全国どこでもみそ汁が飲まれてきた理由 135

常備食

「常備食」さえあれば、毎日手間いらず 136

これだけあれば、ごはんがおいしく進む 138

副食

季節の野菜を中心にすれば、間違いなし 140

動物性食品は魚介類を中心に選ぶ 142

魚は「旬」の安い魚が一番 143

外食

外食を"害食"にしないヒント 145

外食に油が多いのにはワケがある　146

落ち着いて食事できる店かどうか　148

油が少ない店選びのヒント　149

市販のお弁当は、ここに注意　151

安いお弁当ほど、油が多い　153

つき合い酒を飲むとき気をつけたいこと　155

スイーツは量より"質"を重視　156

食材・食品の買い方

その食材の原型がわかるか　158

食品表示はココをチェック！　160

本物のみそを手に入れるには　162

食用油には2種類ある　163

家族の健康を守る粗食ごはん　**7日間実践メニュー**

165

5章

粗食生活に役立つQ&A

食事の悩みにお答えします

子どもの食生活

Q 子どもが残してばかりで困っています

Q 咀嚼しないで飲み込むように食べています　182

大人の体調不良

Q 毎年「夏バテ」で苦労しています　183

Q お通じをよくする方法を教えてください　185

　　　　　　　　　186

本文イラスト……松本よしえ
本文デザイン……青木佐和子
編集協力……柏木智帆

序章

「バランスのいい食事」が大人も子どももダメにする

家族の食事は「手抜き」のほうがうまくいく

「食事づくりが悩みのタネ」という親御さんは多いのではないでしょうか。とくにお子さんが小さい場合はなおさらでしょう。

現代はさまざまな健康情報が飛び交う〝情報過食症時代〟です。

「これを食べれば健康になれる」「この食品が体にいい」……情報を仕入れれば仕入れるほど、親の悩みは尽きないどころか、増える一方でしょう。

「もっと健康に」「もっと頭のいい子に」と、子どもの将来を思い、健やかな成長を願うからこそ、日々の食事に悩まれていることと思います。

お子さんの食事について、親御さんにどんなことが悩みかを聞くと、たいていこんな答えが返ってきます。

「子どもが偏食で困っています」

「野菜を食べさせるにはどんな工夫をすればよいのでしょうか?」

一生懸命に頑張って、疲れてしまっている人もたくさんいます。

序章 「バランスのいい食事」が大人も子どももダメにする

しかし、本来、食事づくりは子どものために無理をしなくてもいいのです。

手抜き「で」いいのです。むしろ、手抜き「が」がいいのです。時間も手間もかけない、15分もあればつくれる「粗食」で、お子さんをはじめ、お父さん、そしてお母さん自身の健康にもつながっていくのです。

「何を食べればいいのか」は、じつは子どもの〝本能〟が知っています。ただし、子どもの〝欲望〟とは違いますから、ここは要注意です。

子育ては、家族の健康につながる最大のチャンスです。

本書ではお子さんと、お子さんだけでなく、お父さん、お母さん、家族みんなの健康な体をつくる食事法を具体的に説明していきます。

きっと食事づくりの悩みから解放されるはずです。

昔は「子どものための食事」などつくっていなかった

わたしが子どものころは、子どもの食事づくりで悩んでいるお母さんはいませんでした。いるとしたら、それは経済的に厳しいという意味での悩みでした。

17

あのころ、お母さんたちはわざわざ子どものための食事などつくりませんでした。煮物や佃煮、おひたし、焼き魚など、祖父母や父母が食べているおかずのなかから、子どもは好きなおかずを選んで食べていたのです。

子どものころのわたしは、運が悪ければ食卓に並んでいるおかずのなかで食べられるものがありませんでした。そんなとき、わたしは茨城県出身なのでごはんとみそ汁に納豆で食べていたように思います。

もしかしたら、ほぼ毎日、そんな食生活だったかもしれません。あるいは、ふりかけをかけて食べたり、ごはんにみそ汁をかけて食べたりしたものでした。子どもはみそ汁さえあれば、あるいはふりかけさえあれば、よろこんでぱくぱくとごはんを食べるものです。

かつての食事の問題といえば、「いかに３６５日食べつなぐか」でした。ところが、今は「何を食べたら健康にいいか」「どうすれば栄養バランスよく食事ができるか」ということに関心が集まっています。

「子どもが何でもバランスよく食べられるように」と願う親御さんたちが、あれこれ工夫を凝らせば凝らすほど、自分自身を追い詰めてしまいます。

そして、そうした思いと努力とは裏腹に、子どもの健康を脅かすことにつながってしま

18

序章　「バランスのいい食事」が大人も子どももダメにする

う場合も少なくありません。

「バランスのいい食事」の落とし穴

それにしても、親御さんたちは、いつの時代から子どもの食事づくりの悩みを抱えるようになったのでしょうか。

わたしは、昭和30年代に「栄養改善普及運動」が展開されてからだと考えています。

それまでは「子どもの食事」という言い方はしていませんでした。

ところが、「なんでも食べよう」という考え方が広がり、それまでのごはん中心の伝統和食を打ち捨てる方向の栄養教育がはじまったのです。

運動のなかでいまだにいわれているのが、当時の厚生省が提唱した「6つの基礎食品群」です。この6つをバランスよく、つまり毎日の食事に必ずこの6つをまんべんなく組み合わせましょうという指導です。そして、「栄養バランス」という言葉が頻繁に使われるようになりました。

その結果、「バランスのとれた食事をしよう」「1日30品目を食べよう」などという誤っ

19

た食生活が常識となってしまいました。

ところが、子どもはこれを守れません。とくに、3群の緑黄色野菜をよろこんで食べる子どもはほとんどいません。そこで、お母さんたちの苦労がはじまったのです。

この運動が展開されはじめる数年前、洗濯機や冷蔵庫、電気炊飯器などが発売されはじめました。お母さんたちはこうした家電製品のおかげで家事時間が減ったはずなのに、食事づくりに頭を痛めるようになってしまうとは、なんとも皮肉な話です。

それにしても「バランス」とは、いったいどういうことなのでしょうか。わかるようでわからない言葉です。

どの国の人も民族も、その土地でその季節に採れるものを食べてきました。たとえば、アメリカの子どもが納豆やみそ汁、刺身、生卵を食べなくても叱られることはありません。ところが、日本の子どもは牛乳やチーズを食べないと、「食事バランスが悪い」と注意されたりします。

人はそれぞれの環境のなかで工夫して、生きていくための知恵を編み出し、現在の食生活を確立してきたのです。だから、それをバランスが悪いからダメだということはできないと思うのです。

栄養バランスを考えたらなぜか食事が"欧米化"

日本人の伝統食は、ごはんにみそ汁、漬物を中心にして、季節の野菜やいも類、豆類、あるいは魚介類を食べるというものでした。米がとれない地域では、小麦粉でつくったほうとうやうどん、おやき、そばやいも類などを中心とした地方もありました。

共通するのは、「何を食べるべきか」ではなく、「何が採れるか」。その土地でその季節に採れるものを、昔からの調理法で食べてきたのです。家庭の食事づくりは極めて簡単なものでした。

春先はタケノコ三昧、夏はきゅうり三昧など、それらばっかりを食べる「ばっかり食べ」が当たり前だったのです。

しかし、6つの基礎食品群のような栄養指導が、さまざまな問題を引き起こしています。

ごはんを主食に季節の野菜や魚介類、豆類などを使ったおかずを食べるという日本本来の食文化は大きく変わりました。6つの基礎食品群では、主食であるはずのごはんが、野菜や肉や卵などと同列に扱われています。子どものころに家庭や学校で「ごはんは残してもいいからおかずを食べなさい」といわれた方は少なくないでしょう。

こうした栄養指導によって「カルシウムが足りない」「タンパク質が足りない」と、食品の「栄養素」ばかりを見るようになってしまい、「食生活」を考えた食事が見失われていきました。

ごはんは主食の座から転落して、パンやパスタなどの輸入小麦粉、肉や卵、乳製品、油などを使ったおかずが食卓の主役となってくるのです。

▶栄養素を重視した奇妙な献立

栄養素はあくまでも参考にするべき程度のことであって、栄養素を中心に考えるとおかしな食事になります。

実際に、栄養素を計算してつくられている学校給食のなかには、「イチゴ蒸しパン、きつねうどん、牛乳」という組み合わせや、「みそラーメン、あんドーナツ、くだもの、牛乳」「ジャムトースト、酢豚風、みつ豆、牛乳」などという組み合わせの献立が出されている例もあります。社員食堂や定食屋でこんなメニューを出されたらほぼ間違いなく客は怒り出すでしょう。

大学教授をしている知人が九州の国立病院に入院したときには、なんと「カ○リーメイ

序章　「バランスのいい食事」が大人も子どももダメにする

トの卵とじ」という世にも奇妙なメニューが出たそうです。栄養士にクレームをつけると、「きちんと栄養のバランスを考えています」と答えたそうです。学校給食の献立をつくっている栄養士たちも同じようなことをいいます。

笑えない話です。こうした油と砂糖たっぷりの食事を子どもたちが常食することで、アトピー性皮膚炎や肥満につながってしまう可能性もあります。

何を食べるべきか？　それは、子どもの〝本能〟に聞くのが一番です。

大人たちは口をそろえてバランス、バランス、といいますが、わたしたちが生きていくうえでどれほどの種類の栄養素がどれだけ必要なのか、じつは研究的にも、誰にもわかっていません。わからないのですから、そもそも計算できるはずがないのです。まずは意味不明のバランス論を捨てる必要があります。

大人のように情報に触れることがない子どもたちは、情報に左右されません。意味不明のバランス論とは無縁です。子どもは本能で自分に必要な食事を選び抜く力があります。

さまざまな食の情報に振り回されている大人たちに、何が大切なのかを教えてくれるのです。その本能に耳を傾けることこそが、家族全体が健康になるカギなのです。

1章

家族の食事は「大人中心」でうまくいく！

「子ども受けする料理」は必要ない

子どもが野菜嫌いなのは当たり前

「子どもが野菜を食べてくれません」

「嫌いな野菜をどうやって食べさせたらいいのでしょうか」

子育て中の多くの親御さんが直面している悩みです。「野菜を食べさせないと子どもの健康は守れない」と悩んでいるのです。

しかし、本当に野菜を食べる必要があるのでしょうか。

悩んでいる親御さんに「お子さんが野菜を食べないことで、何か困ることが起きていますか?」「お子さんが病気になってしまったなど、具体的に困ったことがありましたか?」と質問すると、これまでただの1人も具体的な問題が起きていると答えた人はいませんでした。

子どもの将来の健康や食事を心配する親御さんもいますが、親自身も子どものころはおそらく高い確率でピーマンやセロリを好んで食べたりはしていないでしょう。それでも、とくに問題は起きていないのではないでしょうか。

26

1章　家族の食事は「大人中心」でうまくいく!

子どもの野菜嫌いにはきちんとした理由があります。

子どもは食品に対する外部からの情報がありません。まして生まれたばかりの赤ちゃんに言葉はわかりません。しかし、危険なものを察知する能力は、赤ちゃんはおろか胎児のころから備わっているということがわかる研究があります。

胎児が浸っている羊水にいろいろな味の液体を入れて反応をみたところ、甘い物質を入れると通常よりもたくさんの羊水を飲み込む一方で、苦い物質を入れると飲む量が減ったそうです。　胎児のときにすでに味を識別するだけではなく、甘い味を好むことがわかったのです。

新生児でも同じです。赤ちゃんの舌にいくつかの化学物質を垂らしたときに、どのような表情をするかを観察した実験があります。砂糖を垂らしたときには、ニコニコと笑ってうれしそうな表情をするそうです。ところが、すっぱい味を垂らすと口をすぼめてしまい、苦い味の場合は顔をしかめることがわかっています。ほぼ100％の子どもが同じ反応を示すのです。

母乳をはじめ、穀類やいも類など甘みのあるものは、基本的に炭水化物が豊富で効率よく命をつなぐ食品ですが、たとえば青いみかんなど未熟な果実といったすっぱい物や、コ

ーヒーやタバコといった苦い物は、未熟で毒を含んでいる、あるいは腐敗している可能性が高いのです。

すっぱい物、苦い物は、体に入れたら生命に危険が及ぶことさえあります。赤ちゃんはそのことを本能的に知っているのです。

「食わず嫌い」は子どもの能力のひとつ

子どもは情報がありませんから、知識ではなく、目、鼻、口で危険なものを判断しています。まず、色。そして、におい。口にする前に判断したほうが安全なのです。口に入れてしまってからでは遅いですから、味覚は最後の砦です。

食わず嫌いというのも、子どもの本能のなせる自己防衛策。子どもはとくに危険なものを回避する能力にたけているのです。

たとえば、子どもは、「緑色」という日本語を知らなくても、ピーマンやクレソン、パセリなど、緑色の野菜を嫌います。

緑色の野菜や果物は、未成熟であることが圧倒的に多いから嫌うのです。ほとんどの野

菜や果物は熟すると赤色や黄色に変わります。果物でいえば、みかん、いちご、さくらんぼなども青いうちは未成熟ですし、お米も青いうちは未成熟です。

未成熟の野菜や果物を食べても死にはしませんが、少量の毒を含むものもあります。植物には昆虫や動物から身を守るために働く有毒物質が含まれていることが多いのです。未成熟の緑色のトマトにはこの物質が含まれていますが、真っ赤に熟れるとほとんどなくなります。

もちろん緑の野菜は有害だから食べるなというわけではありません。ただ、野菜に含まれている微量の毒に、敏感な子どもは反応しているに過ぎないのです。

ポイントは「においの強さ」

同じ緑色の野菜でも、きゅうりやキャベツは子どももよく食べます。それはにおいが少ないからです。クレソンやネギ、ピーマンなど、においの強い野菜を子どもは嫌います。

ところで、においの強いものといえば、その筆頭は発酵食品でしょう。大人でもにおいの強いものが好きではないという人はいますよね。

29

発酵食品は、その食品が好きな人は「発酵」、嫌いな人は「腐敗」と識別しています。日本人が発酵食品として食べている納豆のにおいを、アメリカ人の多くは腐敗と位置づけるでしょう。「腐った大豆だ」と。わたしたち日本人も、たとえばスウェーデンで発酵食品として食べられていて世界一臭いといわれている塩漬けニシンの缶詰（シュールストレミング）や、韓国のエイ料理（ホンオ・フェ）などを腐敗と位置づける人は多いはずです。

大人でも好き嫌いがあるぐらいですから、子どもならばなおのことあるでしょう。

子どもは本能でにおいの強いものを拒否しています。発酵食品に限らず、ネギやニラ、生姜なども、薬味で少量程度ならばいいですが、大人であっても大量には食べられません。子どもはこうした強烈な成分を持つ食品をにおいによって見事に避けているのです。

一方で、子どもは命をつなぐためには甘みが必要であることを本能的に知っています。わたしは以前、子どもを産んだばかりの旧知の女性からスプーン1杯の母乳をもらって飲んでみましたが、非常に甘いものでした。子どもがごはんやさつまいもなどでんぷん質の多い、つまり甘みのある炭水化物が好きな理由がここにあります。

わたしたち子どものころは苦手だった苦味や酸味は、知識が増えて継続的に摂取することで、旨みを感じるようになっていきます。だからこそ、コーヒーを飲んだりビールを

30

1章　家族の食事は「大人中心」でうまくいく!

飲んだり、ニラやセロリやゴーヤなどを食べるようになるのです。

情報がない子どもは、知識ではなく、色・におい・味覚で判断します。子どもは苦い野菜を食べなくても極めて健康的です。何を食べるべきかを本能で判断している子どもに、本来は偏食なんてありません。

▶野菜の好き嫌いにも意味がある

カゴメ株式会社の子どもの食生活調査(「子どもの野菜の好き嫌いに関する調査」2011年)では、「子どもの好きな野菜」は、1位とうもろこし、2位じゃがいも、3位えだまめ、4位さつまいもとなっています。見事にカロリーの高いものが並んでいます。

といっても、とうもろこしは穀類、えだまめは豆、じゃがいもとさつまいもはいも類なので、「野菜」というよりも「八百屋で売っているもの」というほうが正確です。

つまり、穀類、いも類などでんぷんがたくさん含まれていて甘みがあるもの、カロリーが高くて赤色や黄色のものが好きなのです。ほとんどの植物は赤色、黄色になったときが食べごろだからです。

エネルギーや熱量、栄養価がもっとも高くなるタイミング。それをわたしたちは「旬」と呼んでいます。子どもは「旬」のものが好きなのです。

一方で、同じ調査の「嫌いな野菜」にはカロリーの低いものがランクインしています。1位はなす、2位は同数でピーマンとしいたけ、4位は水菜でした。子どもはこうした青臭かったり苦みがあったりする緑色や紫色などの野菜を食べようとはしません。

とくにほうれん草やピーマンは、同調査でも、親が子どもに食べてもらいたい野菜の上位に入っています。ところが、子どもがニラ、ゴーヤ、クレソンなどを食べないと悩んでいる親御さんには出会ったことがありません。

なぜほうれん草やピーマンは食べさせる努力をしなければならないのでしょうか？ それも、子どもの栄養バランスのためには緑黄色野菜を食べなければならないという、栄養教育に翻弄されている結果だといえます。

「だまし食べ」までして食べさせる意味があるのか

子どもの本能を考えず、「バランスよく」緑黄色野菜を食べるよう求めるのが前章で述べ

1章　家族の食事は「大人中心」でうまくいく!

た栄養教育です。子どもは胎児のころから甘いものを好み、緑黄色野菜を嫌うのが本来な
のですから、「6つの基礎食品」を実践しようとすると、マジメな親御さんほどノイローゼ
状態になってしまいます。

栄養学関係の本には、「野菜を食べないと健康を保てない」「精神的に落ち着きがなくな
る」「病気になる」などと書かれているものもあり、親御さんたちが子どもに野菜を食べさ
せようと躍起になってしまうのも無理がありません。

なかには、あの手この手で子どもに野菜を食べさせようと、「だまし食べ」を提案する人
もいます。

ある本には、「かぼちゃのアイスココア」というものが紹介されていました。加熱して柔
らかくしたかぼちゃに牛乳を加えてのばし、ココアと砂糖と水を入れてミキサーにかけて
完成です。「ピーマンドーナツ」というものもありました。ピーマンをミキサーにかけたも
のを混ぜてそれを揚げ、砂糖をまぶして食べさせましょうというものです。

甘いお菓子ですから、子どもたちはよろこんで食べるでしょう。マジメな親御さんほど
時間や手間をかけて、こうした食事づくりを実践しようとしてしまうのです。

ほかにも、ある新聞記事では料理研究家の方が、すりおろしたにんじんを混ぜた卵でご

33

はんを包むオムライスや、ミックスベジタブルを固形ブイヨンで煮てミキサーにかけて缶詰のクリームコーンと牛乳を混ぜたスープなどを提案していました。

こうした情報が入ってくると、マジメな親御さんほど、砂糖、油、化学調味料を使って子どもに野菜を食べさせようと一生懸命になってしまいます。

野菜をおひたしで食べさせるのは難しいからといって、砂糖、油、マヨネーズを使って子どもが好むようにカロリーを上げたり、マヨネーズやケチャップで子どもが好む黄色や赤色にしたりと、子どもを油漬け・砂糖漬けにしてしまっているのです。このような調味料をわたしはマヨケソ（マヨネーズ・ケチャップ・ソース）と呼んでいます。

■アトピーになる子どもが増えている理由

マヨケソは何が問題なのかというと、まずマヨネーズには大量の油が含まれているからです。さらに最近では油だけでなく砂糖が含まれているものもあります。ケチャップとソースは砂糖だけで油は含まれていませんが、チキンライスやオムライス、お好み焼き、焼きそば、とんかつと、ほぼ100％、油が欠かせない料理に使われます。それらを大量に

使うのが「お子様ランチ」です。

当然子どもは、赤や黄色で熱量の高いお子様ランチを好んで食べるようになります。そして、それが肥満やアトピーを引き起こす原因となっています。

和食が基本となっていた時代にアトピーはほとんどいませんでした。いたとしても「いつの間にか治ってしまう」といわれた病気でした。

わたしは、アトピーの子どもが増えた主因は欧米型の食生活にあると思っています。アトピーを治すためには欧米型の食生活を変えることが先決です。ところが、世間を飛び交うのは「食生活」よりも「食品」の情報ばかりです。

食物アレルギーの原因となる食品は、小麦、卵、牛乳である場合が多いため、「卵を使っていないクッキー」や「米粉のパン」など、いわゆる「除去食」と呼ばれるものを買って子どもに与えるお母さんもいます。お子さんのためを思っての気持ちはわかります。もちろん、「除去」が必要なこともあります。

しかし、「食品」ではなく、まずは「食生活」を見直すことが大事だと思うのです。食生活全体を見直さずに「除去」ばかりを考えていたら、料理の手間もお金もいくらあっても足りなくなります。

当然、家族ともかなり違った食生活をしなければならなくなります。

35

ある家庭では子どもがアトピーになり、小麦や卵、牛乳などを食べないようになったことで、食事がごはん中心の和食になったり、おやつがさつまいもやおむすびなどのおやつになったりと「食生活」が変わりました。

すると、子どものアトピーが改善しただけでなく、お父さんの肥満やお母さんの便秘が改善したそうです。そのような例は決して少なくありません。「除去食」にお金を使うよりも、まずはごはんをしっかりと食べるほうが簡単で、しかも経済的です。そのうえで、「除去」も考えるというのが順番です。

▶ 子どもの本能を欺く飲み物、食べ物

「子どもたちの本能に聞けといっても、子どもはお子様ランチやスナック菓子、清涼飲料水、ファストフードが大好きだけど……」

たしかに子どもは油と砂糖たっぷりの食べ物を好みます。その理由は、こうした食べ物が「エネルギー、熱量がたっぷりだよ」と、色とにおいと味で子どもを強烈に惹きつけるからです。子どもの本能を欺いているともいえます。

ですから、子どもの「顔を見て」食事づくりをしてはいけません。あくまで子どもの「本能に聞いて」ください。

わたしが子どものころは、子どもたちが好きなものを食べていればよかった時代でした。炭水化物はごはんやさつまいも、脂質は魚や肉、ピーナッツ、ゴマなどからとっていました。

ところが、今や子どもの本能にまかせてさえいればいい時代ではなくなりました。いま身近な炭水化物となっているのは、白砂糖や異性化糖です。脂質も魚介類や種子類からではなく、精製された「植物油」が中心になっています。

異性化糖というものを聞き慣れない方もいるかもしれません。清涼飲料水の原材料を見てもらえれば「ブドウ糖果糖液糖」「果糖ブドウ糖液糖」、あるいは「コーンシロップ」と表記されています。

これらが異性化糖です。主にとうもろこしからつくられ、清涼飲料水だけでなく、アイスクリームや乳製品、ジャムなど幅広く使われるようになっています。

白砂糖、異性化糖、食用油は極度に精製されているため、自然界ではありえない成分となっています。そのため、糖質や脂質がほぼ100%と、薬品並みの純度です。自然の食

品に含まれているようなミネラルやビタミンなどの微量栄養素はほとんど含まれていません。

そのため、栄養素がほとんど含まれていない白砂糖や異性化糖、食用油が使われた食品を常食・常飲することは、ある種の栄養失調を引き起こすことにつながっていきます。

食品中の糖質・脂質とは比べものにならない、こうした強烈な糖や油が登場したことが、子どもの味覚、本能をおかしくしています。かつてのように子どもが好きなものを食べていては危険な状況になってしまったのです。

■砂糖と油の味を覚えてしまうと…

子どもの顔を見て、つまり子どもがよろこぶ食事をつくっていると、子どもはこうした砂糖や異性化糖、食用油にとことん走ってしまいます。一度覚えてしまうと病みつきになってしまう可能性が高いのです。

わたしはこうした食品を「マイルドドラッグ」と呼んでいます。いわば一種の「麻薬」です。

とくにスナック菓子と清涼飲料水は程度の差こそあれ、酒やタバコなどと同類だと思っています。グラニュー糖を見てください。さらさらしていて真っ白です。これはどう見たって薬です。「やめられない　とまらない」といううたい文句で宣伝しているスナック菓子がありますが、まさに油と砂糖には常習性があるのです。

ファストフードのメニューには緑色の野菜や香味野菜などほとんど使われていません。ほとんどの料理の色が白、黄、赤と子どもが好むものばかりです。ハンバーガーの肉には油脂類、肉を挟んでいるパンには、でんぷん、砂糖、油脂類。そこにかけるマヨネーズ、ケチャップ、ドレッシングも油や砂糖だらけ。さらに、でんぷんに油まみれのフライドポテト。

このように、でんぷんや砂糖、肉、旨み調味料（アミノ酸）、油脂類と、子どもが好む条件が集結しているのです。

お子様ランチも同様に、ケチャップごはん、目玉焼き、ソーセージ、から揚げ、オレンジジュース、乳酸菌飲料など、油と砂糖まみれです。

ソーセージや練り製品には、砂糖や化学調味料、食品添加物が含まれているものがほとんどです。　砂糖が入っているのですから、子どもが好むわけです。ソーセージやハムエッ

グにケチャップをかけて食べることは、砂糖菓子に砂糖をかけて食べるようなものです。

▶歯止めがきかなくなる「別腹」

食品というのは、糖質やタンパク質、ビタミン、ミネラル、あるいは食物繊維などさまざまな栄養素が含まれています。

たとえばごはんの主成分は糖質ですが、それは3割ほどで、そのほかに水分や食物繊維やビタミン、ミネラルなどが複合的に含まれています。そのおかげで、たとえば食物繊維が排泄を促したり、ビタミンB1がでんぷんの代謝に役立ったりしています。それが自然な食品なのです。

糖質に関していえば、さつまいもは甘いですが、それでも炭水化物は成分中の30％前後で、残りは水分やビタミン、ミネラル、食物繊維などです。

脂肪に関していえば、肉のなかでもバラ肉（三枚肉）はかなり脂がのっていますが、それでも脂肪はせいぜい30％程度。ウナギのかば焼きやサンマの開きの脂質は20％前後。サシがたっぷり入ったサーロインステーキや脂がたっぷりとのったマグロの中トロでさえ脂

質は30％ほどです。こうした食品は、高価でもあるため、そう簡単にドカ食いできるものではありません。

一方で、スナック菓子は主原料の小麦やとうもろこし、じゃがいもを油で揚げて旨み調味料がたっぷりとかけられています。こうした油をたっぷりと使ったスナック菓子は、ほとんどの商品に20～40％、平均すると30％ほどの脂質が含まれています。サーロインステーキやマグロの中トロ並みの量です。

それだけでもおいしく感じるはずですが、そこに旨み調味料や食塩が使われ、最近では砂糖を使っている商品も増えています。しかも、食用油を使ったスナック菓子、異性化糖を使った清涼飲料水は安価で手に入りやすく、簡単にドカ食いできてしまうのです。

食後のデザートとして蒸かしたさつまいもはそうそうたくさん食べられるものではありませんが、そこに砂糖を加えていも羊羹にすると少しは食べられるようになります。さらに、バター（油）と砂糖でスイートポテトにすればもっと食べられるようになり、油で揚げて砂糖と旨み調味料などでスナック菓子にすれば、いくらでも食べられるようになってしまいます。いわゆる「別腹」です。

わたしたちは自然な甘みだけではそうそう食べすぎることはありません。しかし、食欲

をセーブする機能は、そこに砂糖が加わると鈍くなり、さらに脂肪が加わるともっと鈍くなっていきます。さらにそこに旨み調味料が加わると、歯止めがきかなくなります。

動物園にいるサルは、りんごやバナナならば空腹を満たせば食欲に歯止めがかかり、食べすぎることはありません。しかし、来園した客たちが投げ入れた菓子パンやクッキー、スナック菓子は、ひと度口にしたら歯止めがかからなくなります。いくらでも食べてしまい肥満になり健康を害するようになってしまうのです。

▶メタボ化する子どもたち

炭水化物には「複合糖質」と「精製糖質」があります。「複合糖質」とは、ごはんやいも類など、炭水化物（糖質）以外にもさまざまな栄養素が複合的に含まれている食品です。

一方で、「精製糖質」とは、さとうきびを精製してつくった白砂糖やグラニュー糖、あるいは前述した異性化糖など、炭水化物（糖質）がほぼ100％の炭水化物です。

この精製糖質の登場、加えて食用油の登場によって、味覚や満腹中枢など、子どもの本能が狂いはじめています。

1章　家族の食事は「大人中心」でうまくいく！

文部科学省学校保健調査報告書によると、過去30年で肥満児は3倍に増加しています。

「小児肥満症」「小児メタボリック症候群」などという言葉を耳にするようになり、それにともなって、さまざまな生活習慣病も増加しているのです。これまで子どもの健康や病気に関する悩みは、アトピー性皮膚炎やアレルギー疾患がほとんどでしたが、これからは大きく変わると思います。

子どもの肥満で悩んでいる親御さんが、保健センターで「野菜をもっとしっかり食べさせてください」と指導され、毎日のように焼きそばやチャーハンに野菜を入れて食べさせるようにしたところ、余計に太ったという笑えない話もあります。だまし食べを推奨する「食育」と同様、指導側が現在の食生活の問題点を理解していないのです。

"お子様ランチ食"で頭が悪くなる⁉

ある大手予備校の合宿先ホテルの関係者に食事指導をしたことがあります。食事に飽きるという苦情が出たり、便秘になってしまう生徒も多く、疲れやすいなどの影響が出ていたため、相談を受けたのです。

43

食事が学力に影響することはありますが、学力が上がるということはまずありません。カルシウムやレシチンが学力アップにつながるという栄養学者もいますが、そもそも栄養素に注目するとおかしな食事になってしまうのは、前述した通りです。

この予備校の合宿所の食事を見ると、これまでは揚げ物やマヨネーズのかかったサラダなど、砂糖と油だらけのお子様ランチのような食事が多かったのです。食事指導の目的は、現状の食事がマイナスであるさまざまな弊害を改善することです。

そのためには能力をきちんと引き出す食事をとることが大切です。まずは、砂糖、油脂まみれの食事による集中力の低下など、現状の問題に気づくことが大事です。

生徒たちは、1泊2日ぐらいならめ目で食べますから食事に見た目を求め、2泊3日だと口で食べますからおいしさ重視、3泊以上になると胃袋で食べます。胃腸はだませないものです。

"お子様ランチ食"が続くと、まずは便秘（もしくは下痢）になり、食事に飽きはじめ、その後は疲労感や食欲低下などの症状があらわれます。たとえば、いくらラーメンが好きな人でも、朝昼晩に毎日こってりしたラーメンを食べ続けられる人はいません。必ず飽きるはずです。

飽きるというのは大切な本能で、体が危険信号を出しているのです。人間には、危険を察知して身を守る働きがあるのです。たとえば、水を飲んでも飽きないのは、体に必要不可欠なものだからです。子どもたちが食事に飽きるということは、子どもの健康を害する食事を出しているということなのです。

改善を指導した食事で、すでに実績が出ています。多くの生徒の便秘も解消しました。脳にいい食事で学力がアップしたとか、そういう話ではありません。体調が整ったことで能力が引き出されて学力アップにつながっただけなのです。

▼ おやつは「4回目の食事」と考える

体に害を及ぼしながらも飽きることなく摂取し続けてしまうのが、清涼飲料水です。冷たいから飽きにくいのです。

先日、アルミパックに入った「飲むアイス」と称するアイスクリームを、溶けた状態で飲んでみましたが、甘くて飲めませんでした。ファストフード店のシェイクは、冷たいうちはチュルチュルと飲めてしまいますが、溶けてくると甘さが強くなり、ぬるくなったこ

ろには飲めたものではありません。

子どもは暑がりで汗っかきです。水分が好きで、アイスなどの冷たい食べ物が好きです。

清涼飲料水に慣れてしまったら、子どもはとことん清涼飲料水を好んで飲むでしょう。そこにスナック菓子も付け加えると、最強タッグです。この組み合わせは特別に問題です。

スナック菓子や清涼飲料水はお菓子としての問題だけにとどまりません。味覚への影響のほか、きわめて高カロリーなため、食べるときちんと食事がとれなくなってしまうことにもつながるのです。

子どもには本来、偏食の心配もなければ、食べすぎ、食べなさすぎの心配もないのです。まだ野菜を食べないのは食べる必要がないからで、食べすぎに見えるときは成長に必要だから食べているのです。ごはんを残すときは、胃腸を休ませる必要があるからです。

エネルギー源であるでんぷんが不足すると、子どもは甘いおやつやジュースをほしがります。それを食べさせていると食事が食べられなくなってしまいます。ごはんをしっかりと食べてエネルギー摂取が十分であれば、余計なおやつも必要なくなり、自分に必要なぶんの食事を食べるようになります。

わたしの子どものころは「おやつ」というものは、おにぎりだったり蒸かしたさつまい

1章　家族の食事は「大人中心」でうまくいく!

もだったり、夏になればスイカでした。おにぎりの表面にみそを塗っただけでも最高のおやつです。

「おやつ」といえばお菓子というイメージが定着していますが、本来のおやつは「八つ時」（3時）に食べるもので、小腹が空いたときの4回目の食事のことです。ですから、子どものおやつはおにぎりで十分なのです。思い切り遊びまわってお腹が空いた子どもは大よろこびで食べるはずです。

「お菓子でないとかわいそう」というのは大人の発想です。大人は空腹を満たすことだけをおやつに求めているのではありません。むしろ、お腹は空いていなくても甘い物などで心を満たされることを求めています。

しかし、子どもはそうではありません。「無添加クッキー」も「手づくりアイスクリーム」も、お菓子であることに変わりありません。大人が自分のものさしで判断してしまって、わざわざお菓子を用意する必要はないのです。おにぎりが入らないようであればお腹が空いていないのですから、そもそもおやつを食べる必要はないのです。

右手に清涼飲料水、左手にスナック菓子の時代です。すでに1987年の時点で、一世帯が1年間に買うお菓子代がお米代を超えてしまっているといいます。お菓子は、いずれ

47

も安価で簡単に手に入ってしまいますが、大人の役割はこうした嗜好品をセーブしてあげることです。

アルコールやタバコ、コーヒーなどは多くの人が大人になってから覚えたはずです。甘いお菓子やスナック菓子だってビールやコーヒー、タバコなどと同じこと。

甘い〝麻薬〟、うまい〝麻薬〟は、大人になってからで十分なのです。

カタカナ主食、スナック菓子、清涼飲料水などを子どもから遠ざけたうえで、あとは子どもの本能にまかせておけば間違いありません。おかずを食べさせようと気をもむ前に、砂糖や油が入ったおやつを控えて、ごはんをしっかりと食べさせてください。

▶ パン食と相性がいい「フライパン料理」

近年ではパンやパスタ、ピザ、ラーメンなど、小麦を使った主食が増えています。わたしはこれらを「カタカナ主食」と呼んでいます。その流れはとどまるところを知らず、シリアルやパンケーキ、ドーナツ、マフィンなど、お菓子のようなものまでもが常食されています。

48

カタカナ主食はごはんに比べでんぷんが少ないため、食後にお菓子やジュースに手が伸びがちです。主食の変化は、油や砂糖、乳製品、加工品などの増加にもつながっています。

「パンのほうが手軽だから」ということで、朝食を中心に子どもにパンを食べさせている家庭も多いと思います。それも理解できます。たまにはそういう日があってもいいでしょう。しかし、パンを常食すると自然と油依存型の食事になってしまうのです。

どういうことかというと、ごはんには約70％の水分が含まれていますが、パンには約30％しか含まれていません。そのため、バターやマーガリンなどで口のなかの粘膜を油でコーティングしないと食べにくいのです。

クロワッサンやデニッシュロールにバターを塗らなくて済むのは、普通の食パンが油分4～5％であるのに比べ、クロワッサンやデニッシュロールは約30％も油分が含まれていて、バターやマーガリンを使わなくても、油で口の粘膜がコーティングされるからです。

さらに、パンを主食にすると、一緒に食べるおかずも、おのずとハムエッグやマヨネーズやドレッシングをかけたサラダなど洋風になり、油たっぷりの食卓になってしまいます。パンが主食の食卓に、佃煮や冷奴、サンマの塩焼き、イカの刺身、ほうれん草のおひたしなどは並びません。

ほうれん草を食べるとしたらバター炒めに、魚やイカはマリネやフ

リッター、ムニエルなどにするしかありません。

季節の野菜や魚介類が並ばないパン中心の食事では、子どもを野菜嫌い、魚嫌いにさせてしまうようなものです。そして、毎朝こうしたパン中心の食事をとることは、脂肪の摂取割合からして、朝から天ぷらやフライを食べるようなものなのです。

また、パンはよほど注意して選ばないと、乳化剤や膨張剤、保存料など、食品添加物だらけのものを口にすることになります。さらに、パンの原材料に書かれている、たとえばマーガリン自体に含まれる添加物（乳化剤、着色料など）まで考えたら、まさに食品添加物のかたまりを食べているようなものです。

さらに、最近の食パンはそれほどマーガリンやバターを必要としなくなっています。塗らなくても十分に油脂類が含まれているのです。砂糖もたっぷりと含まれているので、いつまでもしっとりしています。あんパンやクリームパンのようなものだけが菓子パンではありません。食パンもどんどんお菓子のようになっています。

ドーナツやシリアル、スコーンなどを毎朝の食事にしている人はもちろん、こうした食パンを毎朝食べていることも、毎朝お菓子を食べていることと同じだといえるのです。

噛まないカロリー源は必要ない

清涼飲料水の消費量は、1人当たり平均で年間160リットル近く（全国清涼飲料工業会調べ、2013年）にものぼるそうです。

しかし、飲み物でカロリーをとるのは危険です。体に入るとあっという間に吸収されるため満腹感で食事が入らなくなりますが、お腹が空くのも早いためお菓子へ手が伸びてしまうという悪循環にも陥ってしまいます。

また、噛まないで食べていると、血糖値が上昇する前に食べ物を口にすることになり、いくらでも入ってしまいます。実際に、肥満傾向の人ほど早食いの傾向があることはよく知られていますよね。

お子様ランチには、まんじゅうやケーキはついていません。ケチャップごはんやから揚げなど高カロリーの食事をしてしまったら、そういった甘い菓子類は食べられない可能性が高いからです。そのため、お子様ランチにはオレンジジュースや乳酸菌飲料がついています。あるいは、液体でなくても、ほとんど噛まなくても食べられるプリンやゼリーが置

かれているはずです。噛む必要のない甘い液体は、満腹になっても飲めるからなのです。

一方で、水は飲み物として何よりも優れています。栄養もなければビタミンもない。そこが素晴らしいのです。液体で栄養をとるのは母乳だけです。赤ちゃんは歯がないので噛まずに栄養がとれるようおっぱいを飲むようにできています。しかし歯が生えて噛めるようになってくると、おっぱいから離乳食に移行して、徐々に固形物を食べられるようになってきます。つまり、液体でエネルギーをとることは、せっかく噛んで食べられるようになった機能に逆行するおかしなことなのです。

わたしたちが日ごろ口にするもので動物でも植物でもないものは、水と塩だけです。空気と同じように、わたしたちが生きていくうえで欠かせない存在です。

「飲み物が水や麦茶じゃかわいそう」というのは、ジュースの砂糖やコーヒーなどのカフェインが心の栄養になる大人の発想です。

子どもは大人以上に水分を必要としていて、喉が渇いたら水や麦茶を喉を鳴らしてごくごくと飲みます。水や麦茶では満足できないという子どもがいたら、それは喉が渇いていないときで、飲み物を必要としていないのです。

52

牛乳は健康食品ではなく「嗜好品」

「ジュースが健康によくないのはわかるけど、牛乳は子どもの成長に欠かせない」という方もいるでしょう。必ず牛乳がセットになっていた学校給食を食べ続けてきた親御さんたちにとって、「牛乳＝健康」のイメージが強烈に頭にあると思います。

しかし、本当に牛乳が子どもの成長に欠かせないものなのでしょうか。

前述した通り、飲み物はカロリーをとるためのものではなく、水分をとるためのものです。学校給食では小学校に入学したての1年生にも6年生にも年次に関係なく一律同じ容量の牛乳が配膳されます。

小さな子どものなかには牛乳を飲んでしまうと、清涼飲料水と同じようにお腹がいっぱいになってしまって食事ができなくなってしまう子もいます。飲むとお腹がいっぱいになってしまうという意味では、牛乳は清涼飲料水と同じです。

それにしても、牛乳への絶対的な健康イメージは現代栄養学の最大の成果といえるでしょう。

なぜか子どもの成長へのカルシウムの必要性は強調されていますが、「牛乳＝カルシ

ウムが豊富」というのは果たして本当なのでしょうか。

牛乳に含まれているカルシウムは100g中130mgです。それに比べて、さくらえびは2000mg、ひじきは1400mg、昆布には710mg、わかめには780mg、煮干しには2200mgも含まれています。昔から日本人が食べてきた食物には多くのカルシウムが含まれているのです。

そもそも、そこまでカルシウムをとる必要があるとも思えません。前述したように、人間に必要な栄養素量なんて誰にもわかっていないのです。

日本人にとって牛乳が必要不可欠だとは思いません。日本は世界に誇る長寿の国です。100歳を超えたお年寄りたちのなかに、「栄養バランス」を考えて食事をしたり、毎日欠かさずに牛乳を飲み続けてきた人はいないはずです。

子どもが牛乳を飲まなければならない人はいないはずです。子どもが牛乳を飲まなければならないのならば、子ども時代に牛乳なんてなかったという世代が、いま長寿者として健在なのはなぜなのでしょうか。日本が長寿国であることは、牛乳が必要でないことの「論より証拠」です。

子どもにとって牛乳は、大人にとってのビールのようなものだと思っています。つまり、嗜好品であるということです。

2章

砂糖と油まみれの「カタカナ食」

"おかし"な食べ方が病気をつくる

男性よりも女性のほうが油をとっている!?

日本人の米消費量が減り続けています。1962年には118kgあった1人当たりの年間米消費量が、2016年は46・63kgと、半分以下になっているのです。とくに、女性の多くがごはんを食べなくなってます。

その代わりに増えたのが、パン、パスタ、シリアル、ピザ、パンケーキなどのカタカナ主食です。朝はパン、昼はパスタ、夜になってやっと中華か和風のおかずでごはん（お米）を少量……という女性が非常に多くなっているのです。

なかには、1食でピンポン玉大ぐらいのごはんしか食べない女性もいます。3歳児のほうがよほどごはんを食べています。しかも、多くの女性はダイエットを心がけていて、その第一歩としてごはんの量を減らす人が多いのです。ごはんを食べなければ満腹になりませんから、知らず知らずのうちにおかずの量が増え、肉や魚などのタンパク質、食用油などでお腹を満たすようになってしまうのです。

また、カタカナ主食はいずれも油だらけです。そして、油だらけの副食しか合いません。

2章　"おかし"な食べ方が病気をつくる

日本女性のコレステロール値がアメリカ人を抜いた！

驚きのデータがあります。

1980年代以降、日本人のコレステロール値が急上昇し、1990年には日本人女性のコレステロール値がアメリカ人の男女の値を超えてしまっています。

健康情報に敏感でダイエットに熱心なはずの日本人女性が、肥満が国家的な問題となっている国を追い抜いてしまったというのは恐ろしい事態です。

一方で、日本人男性はアメリカ人男女よりもコレステロール値が低くなっています。男性は多くの場合、天丼や牛丼、焼き肉など、不健康そうなものばかり食べているように見えます。一方で、女性は一般的に健康やダイエットなどに気を遣っています。不摂生がち

バターを塗ったパンやオリーブオイルを絡めたパスタに、ほうれん草のおひたしや冷奴は合いません。合うのはソテーや油炒め、フライなどです。

こうして、日本の女性たちは、健康に無頓着な男性たち以上に、油脂が多い食品をとっている割合が高くなっているのです。

57

に見える男性よりも、女性のほうがコレステロールの値が高いというのは不可解に思えるでしょう。

しかし、問題は明らかです。じつは、女性は男性に比べて、油をとりすぎる傾向があるのです。「カロリーゼロ」や「ノンオイル」の食品や調味料を選んでいるはずの女性がなぜ？　と思われるかもしれませんが、原因は男女の主食の違いにあります。

たとえば、天丼や牛丼などは、見るからに高カロリーそうな〝迫力〟があります。

しかし、お米は砂糖も油も入っていないきれいなエネルギーです。

ごはんの上にのっている天ぷらや牛肉にどれだけ油が使われていたとしても、その下の部分にはお米があります。食事全体の70〜80％ぐらいはお米をしっかりと食べられるはずです。ごはんは体に悪い要素がほとんどなく、エネルギー効率も高く、腹もちもいい理想的な食事です。

つまり、いくらおかずが油だらけでも主食で70点くらいの食事になり、結果的に健康維持できる食事になっている場合が多いのです。何も考えず、体が求めるままに白いごはんをしっかりと食べているのが吉と出ています。

しかし女性の場合、「ごはんは太る」といって、ごはんを避けた結果、コレステロール値

を上げて健康リスクを高めてしまっているのです。

お母さんの食事と小さな子どもの食事は一体です。お母さんがごはんを食べずにカタカナ主食を増やしてしまうことで、子どものコレステロール値を高める食事、健康を害する食事になってしまう可能性もあるということを忘れないでください。

◢ もはやパンはお菓子同然

カタカナ主食のなかでも、圧倒的に人気なのがパンです。

パン屋をのぞくと、客は見事に女性ばかりです。朝食はごはんよりもパンが定番だという人は多いと思います。最近では、カスタードクリームがたっぷり詰まったデニッシュロールや、生地にチョコレートが練り込まれたパンなど、お菓子のようなパンも登場しています。これをおやつどころか食事として食べている人が山ほどいます。

パン屋では、お菓子のようなパンを小さな子どもと一緒に食べているお母さんをよく見かけますが、お母さんのお楽しみに子どもをつき合わせてはいけません。砂糖と油がたっぷりのパンを2、3歳児に教えることは、ビールやタバコを2、3歳児に教えるようなもの

59

です。これは決して大げさではありません。

パン屋の客層を見てもわかるように、年齢に関係なく女性はパンが好きです。日本の女性のコレステロール値を大きく引き上げる主因となっているのは、じつはパンだと確信しています。

パンはごはんとは比べものにならないほど油分と糖分の多い食べ物です。菓子パンだけでなく、食パンも同様です。食パンの包装の「原材料」を見てください。「糖」「砂糖」の表示があるはずです。朝はパンが定番となっている人は、起き抜けに砂糖を口から流し込んでいるのと同じようなものです。

パンを焼くとこんがりと焼き色がつきますが、あれは小麦が焼けて色がついているとは限りません。砂糖が焼け焦げて色がついている場合が多いのです。

■食パンにはバターを塗らずにいられない

「塩と小麦と水だけのパンしか食べません」「砂糖を使ってないパンを食べています」という人もいます。しかし、これが落とし穴です。

60

2章　"おかし"な食べ方が病気をつくる

パンは水分を3割ほどしか含みませんから、パンだけではのどを通りにくいのです。ご

はんには何もつけずに飲み込めても、パンを食べるときはバターやマーガリン、ジャムな

どを塗っているはずです。これは、味がないからつけたくなるのではありません。油での

どのすべりをよくするか、砂糖の甘さで唾液の分泌をよくしてのどの通りをよくしようと

する無意識の働きのためです。

繰り返しになりますが、パンを主食にするとおかずも油だらけになります。

実際に、前述したパン屋で昼食時に女性客たちが食べていたのは、お菓子のようなパン

のほかに、マヨネーズなどで味付けした野菜やハムが挟まったボリュームのあるサンドイ

ッチや、チーズとベーコン、半熟卵が乗ったパンケーキ。パンの隣には、チーズソースあ

るいはドレッシングのかかったサラダ、ベーコンの油が浮いたトマトスープあるいは生ク

リームたっぷりのクラムチャウダーと、食事全体の油脂量が非常に多くなっていました。

こうしてパンをよく食べる女性は、必然的に大量の油と砂糖を毎日せっせと胃に入れる

ことになってしまいます。

61

"おかし"な朝食に子どもを巻き込むな

大人が朝にパンを食べることで、子どもの朝食までもがパンになってしまう家庭もあるでしょう。

子どもは生きるために本能的に熱量を求めているのですから、同じパンならば砂糖が多いものを好みます。子どもは大人とは違って前日の夕食を「夕食」と呼べる時間に済ませていますから、朝食がパンだとお腹にたまらず、学校で授業中にお腹が空いてしまうかもしれません。それだけではありません。当然、油と砂糖まみれの食事をとることでアトピーや肥満につながる恐れもあるのです。子どもは食事を選べません。親の食べ物の好みや夜型の食生活が、子どもを巻き込んでしまうというのは非常に問題です。

朝食を抜くなら"完全に"抜いたほうがいい

"自称"朝食抜きという人によく出会います。しかし、完全に抜いているという人にはあ

2章 "おかし"な食べ方が病気をつくる

まり出会いません。「ヨーグルトだけ食べています」とか「牛乳を飲むだけです」「果物し

か食べません」「サラダだけです」などさまざまです。

こうした中途半端な食事が一番いけません。炭水化物をとっていないのですから、食べ

る量が少なくても、糖と油脂の比率が高まってしまいがちです。朝食を抜くならば完全に

抜くべきなのです。

さらに朝食を抜くなら、飲み物は水や麦茶などカロリーのないものにしたほうがいいで

しょう。コーヒーや紅茶ならば砂糖もミルクも入れずに目覚まし程度に。朝にコーヒーだ

け飲むという人のなかには砂糖とミルクをたっぷり入れているという場合が多いのですが、

そうなるともう立派にカロリーをとっています。飲み物はカロリーをとるものではなく、水

分を補給するためのものです。ストレートジュースや野菜ジュースだからいいというもの

でもありません。

ちなみに、濃縮還元の果汁100%ジュースや野菜ジュースは、たくさん収穫された時

期にいったんジュースにして粉末にして保存しておき、あとで水で戻してつくられていま

す。戻すときには香りが悪くなっているため、香料を添加します。100%というと新鮮

なイメージがありますが、濃縮還元ジュースとストレートジュースとはまったくの別物な

63

のです。

女性に多いのですが、ごはんも食べずに果物を主食のように食べる人もいます。思わず、

「あなたはゴリラかチンパンジーか?」といいたくなることがあります。

一般にアルコールやタバコを好まない人は、甘い物が好きです。甘い物の1つとして、果物を好んでいる可能性もあります。逆に、アルコールやタバコの好きな人は、それほど果物を食べません。

世界中を見ても、果物を主食にしている国はほとんどありません。青バナナくらいだと思います。バナナは果物のなかでは、「でんぷん」が多いのが特徴です。米や麦に近いのです。ゴルフのテレビ番組を見ていると、ラウンド中にバナナを食べている選手が映ることがあります。お腹にもたれない割には腹持ちがいいことを理解しているのだと思います。

その点、ほかの果物は「果糖」が多く、「でんぷん」のように腹持ちがよくありません。主食のように果物を食べている人は、すぐにおやつを食べたくなっている可能性があります。また、果物は水分が多いことも特徴です。年中、主食のように食べている人は「冷え」で悩んでいる可能性があります。

果物は、きちんと食事をして、楽しみ程度に食べるのが賢明です。

2章　"おかし"な食べ方が病気をつくる

乳がんと食生活は深くかかわっている

がんという病気の原因については、遺伝やストレス、運動不足、環境などさまざまな指摘がされていて、今もなお情報は混乱しています。

しかし、乳がんだけは、どの専門家も食生活の影響の大きさを指摘しています。アメリカでは国民の8人に1人が乳がんだと推定され、そうした研究も進んでいますが、やはり多くの医療者、研究者が、原因は「食生活80％、遺伝20％」と述べています。

乳がんの医療者、研究者が、民族的な傾向から乳がん患者の食生活の傾向を指摘しています。

圧倒的に欧米人に多く、アジア人に少ないというのです。これは中国人でも同じです。

さらに同じ日本人でも、ハワイやサンフランシスコなどアメリカで生活している人はアメリカ人並みに乳がん患者が多くなっています。

やはり、欧米型の食生活の影響が大きいことが明らかであり、否定する人はいないでしょう。多くの医療者が、高脂肪（高コレステロール）、動物性食品の過剰摂取、つまり欧米化の食生活にあると指摘しています。わたしもまったく同感です。

65

実際に欧米先進国では、脂肪の割合が40％を占める食事になっています。一方、乳がんの少ない第3世界の人たちの脂肪の割合は食事の15％に過ぎません。前者の国の乳がん患者の割合は、後者の6倍になっているという報告もあります。

日本でも少し前までは乳がんは稀な病気でしたが、明らかに食生活の欧米化によって急増しています。とくに欧米化が進んでいる都会に多く、地方に少ないというデータもあります。

病院でお会いした患者さんの多くは、こういった情報を知り得たとみられ、「病気になってから肉を減らして野菜を増やしました」といっていました。もちろん、それはそれでいいと思います。

しかしながら、たくさんの乳がん患者さんの食生活を見てきたなかで、年中、焼き肉やステーキ、すき焼き、しゃぶしゃぶを食べている人にはほとんど会ったことがありません。よく食べる人でもせいぜい10日に1回程度がいいところです。

昔の日本人よりは食べるようになっているのでしょうが、病気の原因になっているとは考えられません。根本的な問題は、肉類の食べすぎだとは思えません。

2章 "おかし"な食べ方が病気をつくる

原因は肉食過多よりごはんの減少？

わたしは過去に埼玉県の帯津三敬病院と東京・六本木の松柏堂医院という2つの医療機関で、がんの患者さんなどの食事相談をしてきました。

がんになられた方のほとんどが60〜70歳以上の方でした。しかし、子宮、卵巣、乳房など婦人科系のがんは、それが当てはまらなくなっています。なかでも、乳がんの弱年齢化はとどまることを知りません。

病院での食事相談にも、30代の女性がたくさん来院していました。乳がんの発生率は年々増加の一途をたどり、2000年には胃がんを抜いて女性のがんのトップになり、2011年には患者数が8万人を超えました。おおよそ11人に1人がかかっているといわれるようになっています。

1000人以上もの20代、30代の乳がん患者さんの食生活を見てきましたが、若くして乳がんになる患者さんの食生活は、驚くほど似通っています。乳がん患者さんのじつに7〜8割ほどが同じような食生活です。

67

最大の特徴は、ごはん（お米）をあまり食べていないということです。圧倒的に1日1回という人が多いのです。稀に2回という人もいますが、ごはん茶碗と塩辛の小鉢を入れ間違えたのかと思うぐらい、食べるごはんの量が極めて少ないのです。それではお腹が空いてしまいますから、その不足分は、カタカナ主食やスイーツ（洋菓子）で満たしている人が目立ちます。

典型的な食生活は、朝はパン（マーガリンあるいはバター）、ハムエッグ、サラダ（ドレッシング）、ヨーグルト。昼はパスタかピザかラーメン、あるいは菓子パン。間食はケーキ、クッキー、アイスクリーム、チョコレート。夕飯になってやっと少しだけごはんを食べる、といったパターンです。焼き肉やステーキやトンカツなど食べなくても、「食用油」「乳製品」の過剰摂取が特徴的です。女性の高脂肪型食生活の最大の原因はパンの常食であって、トンカツや天ぷら、ステーキではないのです。

原因を断定的に限定することはできませんが、患者さんの傾向として食用油や牛乳、乳製品の摂取量が多いことは否定できません。

女性のがんのうち、乳がん、子宮がんが60％を占めています。

国立がんセンターの「地域がん登録全国推計によるがん罹患データ」（1975年〜

2章 "おかし"な食べ方が病気をつくる

「ごはんを食べると太る」という誤解

ごはんを食べない人、とくに女性の多くが「ごはんを食べると太るから」といいます。し
かし、まことしやかに語られているこの説は、はっきりいって信憑性（しんぴょうせい）がありません。

前述したような油・砂糖の大量摂取型の食生活になれば、ごはんを食べないことででん
ぷんの摂取量が減っても、脂肪の摂取量が増えるばかりです。結果的に健康を害するだけ
だと断言できます。ダイエット志向の高まりとともに、こうした主張が女性たちの心をつ

2012年）によると、2012年、39歳以下（15歳以上）の若年性のがんは、男性7273
人に対して女性は14299人に対して女性は男性の2倍近くになっています。全年齢では男性のがんが多いのですが、若
年性に関しては女性が男性の2倍近くになっています。全年齢では男性のがんが多いのですが、若
がんの原因を1つの食品だけで語ることは危険ですが、そして年々増加しています。
影響する問題です。ごはんの消費が減ったといわれながらも、主食の量と選択は食生活全体に
はんを食べています。また、「ごはんを食べると太る」などと気にする若い男性はごく少な
いでしょう。反対に、大盛りのどんぶり飯を女性が食べることはそうはないと思います。

69

かんでしまっているのです。

宮沢賢治の『雨ニモマケズ』（1931年）という有名な詩には、こう書かれています。

一日ニ玄米四合ト
味噌ト少シノ野菜ヲタベ

1日に玄米4合というのは、茶碗で12杯くらいになります。実際にその当時はそのくらい食べるのが普通でした。自動車や電化製品もない時代なので、体も使っていましたし、おかずも少ないので、ごはんをたくさん食べる必要があったのです。この当時に肥満に悩む人などめったにいませんでした。むしろ、太っていることが金持ちの証であるような時代でした。山ほどごはんを食べていた庶民に肥満などありえなかったのです。

ところが、戦後になって日本人はごはんを食べなくなってきました。ここ50年で日本人の米の消費量はほぼ半減しています。それと反比例するかのように、肥満や糖尿病、生活習慣病の人が増えてきているのです。糖質が病気の根源だとしたら、これはおかしいですよね。

2章 "おかし"な食べ方が病気をつくる

ごはんを食べて糖質をとることと、肥満や糖尿病になることとは、ほとんど関係ありません。ただし、家族の夜食につき合って、夜遅くにごはんをしっかりと食べたら体重は当然増えます。これはごはんそのものではなく、食事時間が問題なのです。

一般的な食事時間にごはんをしっかりと食べても肥満にならない証拠に、わたしたちは近年、"人体実験"を目にしています。

2013年3月、ホリエモンこと株式会社ライブドアの元社長である堀江貴文氏が、刑務所から仮釈放になって、メディアの前に姿をあらわしました。その姿を見て驚いた人は多いと思います。収監前には95kgもあった体重が、出所時には65kgまでに減り、引き締まった体になっていたのです。

刑務所の食事というのは、ごはんをしっかり食べさせる献立になっています。というのも、少ない予算でどう空腹を満たすかというと、おかずを増やすよりもごはんの量を増やすほうが効果的だからです。

府中刑務所で服役囚の食事を試食する機会がありましたが、ごはんの盛りが非常に多くて、同行した女性が半分しか食べられませんでした。

こうした大盛りごはん中心の食事の結果がホリエモンの体重の減少です。もちろん、彼

71

がやせた大きな理由は、酒が飲めなくなったこと、まんじゅうやケーキが食べられないことにあるでしょう。しかし、少なくとも、ごはんを食べすぎて太るわけではないことは明らかです。

輸入小麦の問題点

そもそも、なぜ同じでんぷんでもパンやパスタなどに比べてごはんばかりが「太る」といわれ、避けられているのでしょうか。

日本の環境に適したおいしいごはんがあるにもかかわらず、ごはんを食べない。この流れは、戦後の栄養教育からすでにはじまっていました。

「ごはんは残してもいいから、おかずを食べなさい」という指導によって、日本ではごはんの消費量が激減しました。1950年（昭和25年）には、1人1日当たり平均で茶碗5杯は食べていましたが、現在では茶碗に2杯強（2000年）です。2杯強というのは平均値であり、それ以上食べている男性もいますから、女性の実際のごはん摂取量はこの平均値よりもかなり少ないとみていいでしょう。

2章 "おかし"な食べ方が病気をつくる

ごはんの代わりに増えたのは小麦、とりわけ輸入小麦です。いまわたしたちが食べている小麦の9割近くが輸入小麦となっています。輸入小麦はタンパク質（グルテン）の量が多く、まるでチューインガムが入っているように膨らみやすく伸びやすいので、パンや麺類に使われています。

おやきやうどんなどに使われる水と相性がいい国産小麦に比べて、ふわっとしたパンなどに使われる輸入小麦は油と相性がいいのです。女性が男性よりもコレステロール値が高くなってしまったのは、油と合う輸入小麦をたくさん食べているからなのです。

日本の食卓は本当に豊かになったのか

ごはんを食べなくなったことで、食卓の副食も貧しくなっています。

NHKによる「日本人の食生活」という調査では、「昼食のおかずの内容」という項目で、パンの場合のおかずは、生野菜、ハム・ソーセージ、生卵・ゆで卵、野菜炒め、卵焼き、ハンバーグ、コロッケ、鶏のから揚げなど9種類しか挙がりませんでした。一方で、ごはんが主食のときは、焼き魚、野菜の煮物、天ぷら、おひたし、煮魚、魚の干物など、20種類

以上が挙げられています。

日本の食材の豊かさは油をそれほど必要としなかったことでもわかると思います。

ウナギや旬のサンマは、むしろ脂が多すぎるので七輪で焼いて落とす、そして自然の塩を軽く振って食べるのが一番おいしい。サバは酢で締めてさっぱり食べる。脂の少ないキスのような魚だけは天ぷらにして食べるといった具合に。

しかし、パンやパスタではこうはいきません。カタカナ主食に合うおかずは、マヨネーズやケチャップ、ソースを使った「マヨケソ料理」にしないとおいしくありません。必然的に油と砂糖だらけになります。

「日本人の食卓は豊かになった」といいますが、実際には「にぎやかになっただけ」で、本当の意味で豊かになってなどいません。食材の種類そのものは減ってしまっています。輸入小麦を使った「カタカナ食」によって、進んだのは食の〝見せかけの多様化〟です。

四季を通して変化に乏しい食生活。それが子どもの肥満やアトピー、女性の婦人科疾患、男性の生活習慣病などを引き起こしてしまっているのです。

世界で最初に米を炊いた国は日本だといわれています。「炊く」とは、お米を「煮る」「蒸す」「焼く」という流れを一気に行うことです。かつてはお米を煮るだけでしたが、その後、

蒸すようになり、現在の炊くという調理法にたどり着きました。

日本は世界一おいしいごはんが食べられる国といっても差支えないと思います。ごはんを中心とした食卓にするだけで、おのずと本当の意味での食の豊さ、家族の健康にもつながっていくのです。

野菜や魚、豆腐や納豆を食べること、あるいはみそやしょうゆ、みりん、日本酒などを使うことも和食の特徴ですが、それは主役のごはんがあってこそです。食品添加物などの心配もまずありません。　価格も、茶碗1杯でおおよそ30円。ペットボトルのお茶は160円、あんパンならば100円ですから、ごはんは安価で無理がなく、日本の日常食としてもっともすぐれているといえるでしょう。

▼甘いおやつは“心のために”欠かせない

医療機関でたくさんの患者の食生活を見てきましたが、アルコールも飲まず、タバコも吸わず、甘い菓子類も食べないという人は極めて少ないです。「わかっちゃいるけどやめられない」のが人間というものです。どれもやらないという人はおそらく300人に1人く

らいでしょう。

趣味が悪いといわれるかもしれませんが、わたしはしばしばお墓を見にいくことがあります。お墓のお供えとしてにんじんが置いてあることはほとんどありません。あるのはカップ酒の空きビン、酒を飲むためのぐいのみ。お線香のところをよく見ると、タバコの吸い殻があることも多いです。女性の仏壇には、たいがい和菓子が置かれています。

故人がもっとも幸せな顔をしていたときに傍にあったのは、酒やタバコ、まんじゅうだったということなのでしょう。単においしいものはやめられますが、自分を幸せにしてくれるものは、なかなかやめられないのです。

大酒飲みでヘビースモーカーの人で、甘い菓子類も食べるという人はあまりいません。ところが、入院して晩酌や喫煙ができなくなると、多くの場合、甘い菓子類を食べ出すようになります。「タバコをやめて太った」という人の多くは、タバコをやめて甘い菓子類を食べるようになって太ったのです。

企業での「置き菓子」が増えたのも、禁煙のオフィスが増えてタバコを吸いながら仕事をするのが難しくなってきたからという事情もあります。コンビニエンスストアで男性用のスイーツが販売されはじめたのも、そうした禁煙運動の影響が大きいことは間違いあり

ません。分煙でなく全面禁煙にした企業では、今後、肥満や糖尿病の社員が増えてしまう可能性があるでしょう。そう考えると、「禁煙運動」と「メタボ対策」を同時に行うのは難しいのかもしれません。

高脂肪のスイーツやケーキ、チョコレートなどの問題を理解したとしても、容易にやめられたら苦労しません。単に体重が多すぎて腹回りが太めだというだけで、メタボ、メタボと犯罪者のように責められている気の毒な中年男性が増えていますが、責められている男性のほとんどが運動不足にもかかわらず、油だらけの食事を好むか、アルコールを飲んだり甘い菓子類を食べたりしすぎていることが多いでしょう。

それが健康を害する可能性が高いなんてこと、誰かに指摘されずともほとんどの人がわかっています。それでも、「わかっちゃいるけどやめられない」のです。

メタボ、メタボと責めている医師も、そのことを理解しています。「運動しなさい。食事を減らしなさい」と指導しながらも、どうせできないことがわかっています。だからその先に「それでは薬を出しておきましょう」という筋書きを描いているのです。

アルコールやタバコはあきらかにドラッグと呼べるものですが、甘い菓子類は子どもも食べるのでドラッグという認識の人は少ないと思います。しかし、アルコールやタバコを

たしなまない人が甘い菓子類をやめるのは極めて難しいものです。

かつて、アメリカの医師が「乳がんを予防するためには、タバコを吸うことだ」という
ニュアンスのコメントをして世界中から非難を浴びたことがありましたが、たぶん、その
医師は、乳がんをはじめとした婦人科系疾患で悩む女性に喫煙者が少ないことに気づいた
のでしょう。わたしもそう思っています。これまでたくさんの乳がんの患者さんに会って
きましたが、タバコもアルコールもやる人はほとんどいませんでした。タバコを吸わない
女性、アルコールをたしなまない女性は、甘い菓子類を好む傾向があるということです。

▼ 和菓子に比べて脂肪が多い洋菓子

アルコールやタバコは例外的な場合を除けば大人になってから覚えた人がほとんどです。
早くても中学生・高校生くらいからです。

しかし、甘い菓子類やジュースは赤ちゃんでも食べられます。

中高年の元気な女性で甘いお菓子が大好きな人はたくさんいます。しかし、そうした女
性たちは子どものころから甘いお菓子を食べていたわけではありません。大人になって、体ができあが

2章 “おかし”な食べ方が病気をつくる

ったあとで食べるようになったのです。

しかし、いまの20、30代の女性は、毎日でも食べられる時代に生まれ育っています。赤ちゃんのときからずーっと食べてきた可能性があります。3歳の子どもがアルコールを飲むのと、50歳の大人が飲むのとでは、体に与える影響が同じであるはずがありません。タバコだって同じです。

甘いお菓子類に関しては、いまの若い世代は毎日がクリスマス、毎日がバレンタインデーの時代に生まれたのです。アルコールやタバコよりも、ある意味で影響が大きいといっても大げさではありません。

しかも、一昔前は甘いだけの和菓子、まんじゅうや飴、羊羹などがほとんどでしたが、いまはケーキ、クッキー、アイスクリーム、プリン、チョコレートなど洋菓子が多様化しています。大手コーヒーチェーンでは、スコーンやケーキ、デニッシュロールなどを食べながら、生クリームやチョコレートソースがたっぷりとのった甘くて冷たいドリンクを飲んでいる女性がたくさんいます。

ハレの日でもなく、彼女たちにとって、なんの変哲もない日常の一幕に過ぎないのでしょう。いまは身のまわりに、バター、生クリーム、チーズ、マーガリン、ショートニング、

79

牛乳、油脂類などがたっぷりと使われているものがあふれていて、いつでも簡単に食べられてしまいます。おやつにまんじゅうや羊羹などを楽しんでいた時代に比べ、同じ甘い菓子類でも、脂肪が非常に多くなってきています。元気な中高年の甘い物好きと、若い女性の甘い物好きとでは、状況がまったく違ってきているのです。

甘いお菓子とは上手につき合えばいい

子どものおやつにはおにぎりが理想だと前述しました。

しかし、わたしたち大人は3時のおやつに大きなおにぎりを出されたらとても食べられないでしょう。胃袋が小さな子どもは3回の食事では足りなくなることがあるため「4回目の食事」が必要ですが、大人には必要ありません。

しかし、大人にとって、食べることは胃袋を満たすだけではありません。

「お酒を飲まない人にとってお菓子屋さんは居酒屋」

つまり、お酒好きの人たちが居酒屋でお酒を飲んで充足しているように、お酒を飲まない人たちはスイーツを食べて心を満たされているのです。心の栄養も必要なのがわたした

ち大人なのです。

ただ、注意しないとお菓子を1日に3回も4回も口にしてしまう可能性があります。そ
れがいとも簡単にできてしまう時代です。若い女性のなかには365日そのような状態に
なっている人もいます。だからこそ、婦人科系の疾患が増えているのです。

甘い菓子類が体によくないことは事実ですが、現代の日本人にとってもっとも安価で危
険性の少ない精神安定剤になっている可能性が高いといえます。それらを一概に悪いと決
めつけてしまうことには違和感があります。

では、どのように甘い物とつき合えばいいのでしょうか。

繰り返しますが、パンはお菓子です。朝食に食パン、昼食にサンドイッチ、3時にクッ
キー、そして夕方か夜に食事とは別にチョコレート。ここまでいくと「お楽しみ」のレベ
ルを超えてしまっています。

甘いお菓子は、食事とは別にして別腹で楽しむことです。食事そのものをお菓子にして
しまってはいけません。別腹もせいぜい1日1回に抑えたいところです。まともな食事を
せずにお菓子を楽しもうとすると、いくらでもお菓子がお腹に入ってしまいます。

外食の「カタカナ食」もたまにはOK

女性はとくに食事のときに、「見た目」や「雰囲気」も食べています。食にファッション性を求める女性は多いと思います。

外食ではパンやサンドイッチ、パスタ、ピザ、パンケーキといった脂肪過多のカタカナ主食に偏りがちです。そういう店は食後にコーヒーでも飲みながら、おしゃべりしやすいという楽しみもあるかもしれません。

そば屋や定食屋ではゆっくりおしゃべりするのが難しいという事情もわからないではありません。

天丼やカツ丼、とんこつラーメンなど迫力のある料理は毎日食べようと思わなくても、パスタやワンプレートになった〝カフェ飯〟は、見た目では油の迫力もなく、毎日のように食べ続けてしまう可能性もあります。

ところが、迫力はないものの確実に油をとっています。さらに、付け合わせにドレッシングのかかったサラダやデザートまでついてくることもあります。

無自覚に油攻めの食事

2章　"おかし"な食べ方が病気をつくる

になってしまうのです。

イタリアンレストランを選ぶ人のなかにはオリーブオイルはコレステロールを増やさず体にいい油だと考えている人もいます。しかし、体内でコレステロールが合成される最大の原因は、消費熱量に比べて摂取熱量が多すぎるということです。どんな油であろうが、消費熱量に見合わないほど食べていたらコレステロール値が下がることはありません。パスタもピザも高脂肪の料理です。イタリアンレストランにあるほかのメニューも、油を使っていない料理はほとんどありません。

しかし、カタカナ主食を完全に避けようとして友人との外食を断り続け、気がついたら友人が1人もいなくなっていた、というのは不健康な話でもあり、本末転倒です。

友人との楽しい食事を優先させつつ、平日や1人で食べるときには、ごはん、そば、うどんといった「ひらがな主食」を選びたいところです。子どもと一緒の場合はなおさらの話。「無農薬野菜を使ったイタリアンだからいい」とか、「無添加食材を使ったカフェだからいい」というものではありません。

83

乳製品には意外と脂肪が多い

パンやパスタ、ピザなどのカタカナ主食が増えると、もう1つ増えるものがあります。そ
れが、乳製品です。

バターを塗ったパン、生クリームの入ったスープ、ミルクを入れたコーヒーあるいは紅
茶、ヨーグルト、食後にアイスクリームやケーキ。ピザにもたくさんのチーズが使われて
います。生クリームやチーズをたっぷり使うパスタもあるでしょう。

脱脂粉乳という商品があります。文字通り、牛乳からバターをつくるために脂肪分を除
いたものです。お湯に溶かして飲んでも乳製品特有の香りは残りますが、決しておいしい
ものではありません。わたしが小学校のころは給食に牛乳は出ませんでした。すべて脱脂
粉乳でしたが非常にまずいものでした。

乳製品のおいしさは、まさに「脂肪のおいしさ」なのです。脂肪というのは、「月」に
「旨」いと書きます。ヨーグルトや乳酸菌飲料、バター、チーズも、おいしいのは脂肪がた
っぷりと含まれているからなのです。天ぷらやフライほどに油っぽさを感じないかもしれ

ませんが、かなりの脂肪を含んでいます。

たまにならばいいのですが、カタカナ主食やチョコレート、アイスクリームなど洋菓子によって高脂肪の食生活になっている人が多いのです。「塵も積もれば高脂肪」といったところでしょうか。

じつは、朝はパンよりごはんのほうがラク

昼食や夕食で油脂類だらけの食事を避けることは簡単ではありません。つき合いで食べることもあると思います。夕食はごちそうを食べたくなるのが普通です。どうしても、昼食、夕食で油脂類を避けることは難しくなるでしょう。

だからこそ、つき合いで食べることも少ない朝食こそが、大人にも大切になってくるのです。ここで、パンにマーガリンを塗り、目玉焼き、サラダにドレッシングなどという食事になってしまったら、一日中、油脂類まみれです。

朝からごはんというと、手間がかかって大変だと考える人も多いと思いますが、それこそ「意味不明のバランス論」を忘

朝食はぜひごはんを食べる習慣を身につけてください。

れてください。

野菜はきちんとあるか、魚介類はどうか、乳製品はとれているかなどを考えて朝食をつくってきた主婦なんて昔からいません。電気炊飯器も洗濯機も掃除機もない時代に、そんな料理をつくる暇などありませんでした。ごはん中心の「和食」は手間がかからず簡単だったから長く食べられてきたのです。

「和食は手間がかかる」と考える人が少なくない原因は、さまざまな料理本の影響にあると思います。そうした本は、朝からごはんにみそ汁、焼き魚、野菜の煮物、豆腐料理、そこにデザートの果物までついているものもあります。料理の本は見せる必要があるからどうしても豪華になるのでしょう。しかし、わたしには家庭の朝食ではなく、旅館の朝食にしか見えません。朝食など、ごはんにみそ汁が基本で、焼き海苔や漬物や納豆などがちょっと添えられていれば十分なのです。

忙しい人は朝からつくる必要などありません。前日の夕食のときにごはんを多めに炊いて炊飯ジャーに入れておけばいいのです。みそ汁だって多めにつくっておいて、朝は温め直すだけでいいのです。あとは漬物、焼き海苔、煮豆あるいは納豆、小魚の佃煮、梅干しなどの常備食があれば十分でしょう。

2章 "おかし"な食べ方が病気をつくる

手抜きをすすめるというより、肉や油脂類が多くなってしまう現代、せめて朝食ぐらいはあっさりとした食生活にしたいという意味での提案です。

コンビニ・スーパーのお惣菜も使いよう

しかし、「共働きで平日は料理している暇なんてない」という親御さんもいると思います。

出社前の朝、帰宅後の夕方あるいは夜、慌ただしく料理するとフライパンでパパッと簡単につくれる肉料理（食肉加工品）や炒め物になりがちです。

たしかに、油を使うと短時間でなんとか食べられる料理ができてしまいます。そこで、健康のために野菜をたくさんとろうと考えて、すぐにできる料理ということで野菜炒めをつくる人が多いのです。忙しいときに自炊をすると、油まみれの食事になる可能性が高いのです。これを避けるには、休日に佃煮や煮豆などの常備食をつくっておくといいと思います。仕事をしている方は買ってもいいでしょう。

それも難しいという場合は、思い切ってスーパーマーケットやコンビニの惣菜を利用するという手があります。

87

野菜の煮物や和え物、おひたし、煮魚、焼き魚など、油を使わないおかずはたしかに手間がかかります。家で食事をつくって待っている人がいればいいのですが、共働きの場合、帰宅してからそうした料理をつくりはじめるのは負担が大きいでしょう。

今やスーパーはもちろん、コンビニでも惣菜を売っている時代です。缶詰や冷凍食品もそろっています。価格はやや高めですが、手間を考えれば安いもの。コンビニ業界が夜型生活に対応した商品展開をしているのですから、上手に利用してみるのもいいでしょう。

「健康的な食生活＝自炊」と考えている人が多いかもしれませんが、女性が働く時代の食の"あり方"があってもいいでしょう。出来合いのものを買うことに罪の意識を覚えるお母さんもいるかもしれませんが、毎朝、毎晩、家族が油攻めになるよりは得策でしょう。ごはんをしっかりと食べられることが重要です。

「大好きなスイーツやパスタをやめなくちゃならないのか……」と絶望感に陥ることはありません。無理に禁止することはないのです。スイーツやパスタをやめることよりも、自宅ではごはん中心の和食をしっかりと食べることが大事です。

すると、おのずと徐々にスイーツやパスタを口にする回数が少なくなっていくはずです。そして、次第に便秘が改善したり肌がきれいになったりしていることにも気づくでしょう。

3 章

犯人は「糖質」ではなかった!?

太るのは「食べ方」が原因だった！

糖質制限食が流行した背景

近年、ごはんやパン、いもなどの糖質を減らしてダイエットするという「糖質制限食」が注目を集めるようになりました。糖質制限に関する本も多数出版されています。

その背景には、働き盛りの大人たちの食習慣がかかわっているように思います。

かつての食事時間は、もちろん家庭によって違いますが、だいたい朝食が午前6〜7時、昼食が正午、夕食が午後6〜7時、といったところでした。総務省統計局が2011年に実施した「社会生活基本調査」によると、夕食開始時間の全国平均（10歳以上）は午後7時06分だそうです。

子どもの塾や習い事などの事情がなければ、家族の食事時間はだいたい同じくらいだと思います。しかし、仕事で帰りが遅いお父さん（時にはお母さん）だけは時間がずれてしまうことも多いでしょう。待っているとしてもせいぜい8時が限界でしょう。家族一緒の食事は土日に楽しみ、平日は別々でも仕方がありません。

いまはほとんどのビジネスパーソンが夕食に間に合うような時間に帰宅できていません。

仕事で帰りが遅くなる親たちは、当然ながら夕食時間も遅くなってしまいます。通勤時間が長い場合は、夜の10〜11時の食事が当たり前という人も多いのではないでしょうか。そうなると、もはや「夕食」ではなく「夜食」です。

夜食といえば、受験勉強をしている学生がお茶漬けをすすったり、うどんを食べている情景を思い浮かべるものです。寝る前ですから胃にやさしいものを、というイメージです。

しかし、現代の大人の夜食は胃に負担をかける食事となっています。子どもがよろこぶという基準でつくった結果としてありがちな、ハンバーグやから揚げなどの〝お子様ランチ食〟になってしまっているのです。

つまり、夕食として認識されている大人の食事は、あきらかに夜食となっているのです。

それなのに、食事を用意して待っている家族も、それを食べる人も、夜食という自覚はありません。ここに問題があります。

夕食のつもりで油たっぷりの揚げ物をおかずに食事をしたり、焼き肉をもりもり食べたりしてしまえば、胃に大きな負担をかけたり健康を害することは間違いありません。

朝のダルさの理由は前夜の食事にある

しかも、会社では昼食からまともに食べていないため、夜はお腹がペコペコです。へたをすると、夜の食事まで10時間も空いてしまいます。空腹の時間が長いと、ついつい満腹になるまで食べてしまいがちです。

そして、明日も仕事がありますから、まだ食べ物が消化できていないうちに寝てしまうことでしょう。その結果、翌朝になっても胃がもたれ、寝起きがすっきりせず、だるい気分のまま出社することになってしまうのです。朝、電車のなかで爆睡している人は、ただの疲れや寝不足だけでなく、夜食のせいでもあると思います。深夜に満腹になるまで食べてしまって消化しきれず、食べ疲れ、胃疲れで寝てしまうのです。

たまにならばいいのですが、これが日常的になると問題です。深夜にたらふく食べて翌朝は胃が疲れ……というような生活は、若いうちならば頑張れるかもしれませんが、10年ともたないでしょう。しかも、その夜食が〝お子様ランチ食〟だった場合、肥満や脂質異常症、糖尿病など生活習慣病まっしぐらとなってしまいます。

お子様ランチのような食事自体をおすすめしませんが、それでも、それが午後6時、7時の食事ならばまだマシです。深夜にハンバーグやから揚げを食べてしまうことは、すすんで病気になるようなものです。

なぜ、糖質制限でやせるのか

朝食がパン派の人でも、夕食にパンを食べる人は少ないでしょう。夕食はまだごはんを食べている人のほうが多いはずです。すると、「糖質制限」としてごはんを抜いて「やせました」という人が出てきます。夜食でとるカロリーを抑えるのですから当たり前です。そして、「ごはんを抜いたら体重が減った」と思うようになります。

この類の本を書いているのは、ほとんどが男性です。本には、「アルコールは飲み放題」「肉は食べ放題」とあります。

たとえば居酒屋などで午後7時ごろから飲みはじめたとします。おつまみを食べながら、いったんは満腹になります。そして、午後10時ぐらいでしょうか、飲み終わるころに、〆が食べたくなる気持ちはわかります。

しかし、〆にサラダや刺身やから揚げを食べる人は見たことがありません。やはり、おにぎりやお茶漬、そばなどの炭水化物を食べるのが一般的です。食べるころにはすでに夜食の時間です。「糖質制限食」はこのパターンの人の〝反省食〟ともいえると思います。つまり、ごはんが悪いのではなく、食べる時間が悪かったのです。

▶ごはん食は財布にやさしい

仕事や通勤時間など、それぞれに事情がありますから、夕食の時間を早めるのはなかなか難しいと思います。現状のなかで、いかに工夫して家族が健康な食事をとれるかを考えることが大切です。

糖質制限食のように、ごはん（お米）をやめるということはおすすめしません。

一般的な家庭では、ごはん中心の食卓にした場合、ごはんから7割、おかずから3割のカロリーをとっているイメージになると思います。おかずの多い家でも、ごはんから4割、おかずから6割という感じでしょうか。

しかし、ごはんをやめてしまうと、ごはんで得ていたカロリーをすべて肉や魚などから

3章　太るのは「食べ方」が原因だった！

とることになります。わたしたちのカロリー源は、糖質、脂質、タンパク質ですから、ご

はん（糖質）を食べなくなると、肉や魚（脂質、タンパク質）で補うしかありません。

しかし、肉や魚でカロリーをとるのは、多くの人にとって経済的に難しいでしょう。焼

き肉やステーキ、マグロの中トロなどをしょっちゅう食べられる人なんてほとんどいない

と思います。そのため、野菜炒めや揚げ物など、食用油に頼る食事になってしまいがちで

す。

　一方で、ごはんは茶碗一杯で30円程度と経済的です。

　さらに、どんぶり飯の糖質はせいぜい食品中の3割程度、肉や魚の脂質も同様に3割程

度です。100食べても、水分が6～7割なのです。問題なのは、精製された砂糖や食用

油を使った食事です。

　多くの糖質制限食では、白砂糖や異性化糖といった精製された100％糖質のものだけ

ではなく、穀類やいも類などの複合的な栄養素が含まれた糖質までをも食べないことをよ

しとしています。しかし、両者はまったくの別物です。精製した食品と自然の食品をごち

ゃまぜにするから、話がおかしくなるのです。

95

糖質を求めるあまり起こるリバウンド

試しにわたしも糖質制限食を実践してみました。ごはんやパン、いも類など、糖質制限食をすすめる本に書いてあった「糖質を多く含む食品」を食事から除きました。しかし、家族はごはんを中心とした献立です。

すると、ごはんを食べないのですから、おかずが少なく感じてなかなか満足できません。魚でお腹をいっぱいにすることは経済的になかなか難しいものです。肉が好きだったらまだ比較的やりやすかったかもしれませんが、わたしは肉が好きではありません。ハム、ソーセージ、ベーコンなどの食肉加工品はなおさら好きではありません。

糖質制限食のスタイルに従って、ビールを焼酎に変えてからは、アルコールの量も増えました。以前はビールの炭酸で満腹になっていましたが、焼酎では満腹にならないのです。しかし、わたしは大酒飲みではありませんから、焼酎をたらふく飲むわけにもいきません。

そしてある日、ごはんをひと口食べてみたら、ひと口が二口、三口になり、どんぶり飯になり、結局以前に食べていた量をはるかに超える量のごはんを食べていました。

3章　太るのは「食べ方」が原因だった!

糖質制限食の本には「アルコールも肉も我慢する必要はありません」というたい文句が多いのも、話が逆だとわかりました。アルコールや肉が好きな人ならば続けられる可能性が高いということなのです。

そして、自宅でごはんの代わりにおかずをあれもこれも用意するのは大変ですから、外食が多い人、そして、経済的に豊かな人ほど実践しやすいということもわかりました。

わたしたちは本能的に糖質を求めているのですから、ごはんを食べないようにすれば、わたしのように反動で実践前よりも食べてしまいリバウンドしてしまう人は多いのではないでしょうか。

◤糖質制限でやせる人、やせない人

ダイエットといえば女性向けの本ばかりでしたが、最近ではおじさん向けの糖質制限食や男性向けのお腹を凹ます本など、男性向けのダイエット本も登場するようになりました。

なかでも食事制限によるダイエット本を見ると、10kg、20kg、30kgやせると書いてあるものもあります。60～70kg程度の体重で20kgも30kgも減ってしまったら大変です。骨と皮

97

だけになってしまいます。100kg級でなければ、30kgの減量なんてできません。しかし、どんぶり飯や、まんじゅうをいくら食べても、そうそう100kg級には届かないものです。せいぜい70、80kgでしょう。

ですから、100kg級の肥満には2つのタイプに絞られると思っています。

1つは、ファストフード型。食用油を使ったファストフードやスナック菓子、清涼飲料水などに幼少のころから慣れ親しんできたというタイプです。

もう一方のタイプは、美食型。ごちそうをたらふく食べてお酒をしこたま飲んで、さらに〆の食事までとるという人たちで、お金持ちの中高年に多いといえます。糖質制限食でダイエットに成功するタイプともいえるでしょう。

▼ ファストフード型肥満の多い沖縄県

前者のファストフード型が多くなっているのが、本土よりも〝アメリカ化〟が早かった沖縄県です。戦後のアメリカ軍統治の影響を受け、ランチョンミートなど加工肉を使った料理の最先端です。ハンバーガーやタコスなどもいち早く定着し、すでに昭和33年にはピ

3章　太るのは「食べ方」が原因だった!

ザ店が開店していました。

もともと沖縄の主食はいもでした。炭水化物中心の食文化で、沖縄は「長寿県」といわれるようになったのです。数字を見ても、沖縄でいもと野菜の食事で育ってきた50歳以上の死亡率は、全国平均よりも低い一方で、50歳以下のほぼすべての年代の死亡率は、全国平均よりも高くなっています。那覇市の小学生の肥満率も全国平均よりもはるかに高く、男性も女性も成人の肥満率はトップです。このままいくと、沖縄は日本でもっとも短命な県になってしまうかもしれません。

若者や中年だけではありません。高齢者にもアメリカ化、カタカナ主食の食生活は浸透しています。

以前、現地のお宅にお邪魔して一緒にお酒を飲みました。焼酎を出してくれたのですが、いきなり冷蔵庫からコーラを出して、焼酎で割って飲みはじめたのです。90代の方でした。まるで若者のようだと思いましたが、若者でもコーラを割って飲む人はあまり聞いたことがありません。このお宅では、深夜零時前にお客を帰してしまうのは失礼にあたるという雰囲気で、結局帰宅が深夜の1時になってしまいました。

99

夜型なのは、このお宅だけではありません。沖縄の居酒屋のなかには夜9時から開店する店もあります。夏の夜長が1年中常態化しているのです。日本全体が夜型生活化していますが、沖縄はその走りといえるでしょう。

沖縄ではお酒を飲んだあとの〆に、つまり夜食にステーキを食べる人が多いという話も聞きます。日本初のハンバーガー店もあるのですが、入店してみると客席は高齢者だらけです。孫と一緒に来たのかと思いきや、どのお年寄りの隣にも孫はいません。コーラを飲みながらハンバーガーをおいしそうに食べていました。

本土では中高年の100kg級はまだ少数ですが、沖縄にはおそらくもっと多くいるはずです。しかし、これは沖縄だけの現象ではありません。全国的に、日本人が日本食を食べなくなっています。沖縄は日本の縮図です。夕食の夜食化、主食のカタカナ化や菓子化によって、全国的に沖縄化が進んでいるのです。

◤お菓子が夕食代わりになっていないか

糖質制限食は何年かおきにブームが起きています。そのたびに思春期の女子中学生や高

3章　太るのは「食べ方」が原因だった！

校生、最近では小学生までをも巻き込んでしまっているなど、深刻な弊害もあります。

ただ、最近の再ブームによって、大人の夕食が夜食になっているという背景を浮き彫りにさせ、問題提起をしてくれたように思っています。夜型の食生活であることを自覚したなかで、その現実を前提として解決法を考えなければなりません。

子どもの場合とは違って、問題なのはスナック菓子と清涼飲料水ではありません。たしかに砂糖と食用油の影響も大いにありますが、大人の場合は夕食が夜食になっていることが最大の問題です。そのことを、自分自身や家族がまずは認識することからはじまります。

この、夕食という名の夜食に注意するには、まずは夕食時間に会社で何を口にするかが大事です。「何も食べてないよ」という方は、よくよく思い返してください。砂糖とミルクが入った缶コーヒーを飲んだりしていませんか。

最近では富山の薬売りの「置き薬」ならぬ「置き菓子」サービスを利用している企業もありますから、会社に常備されているチョコレートやクッキーなどを無意識に食べているかもしれません。

「缶コーヒーやお菓子は食事ではない」と思うかもしれませんが、どちらも十分なカロリ

101

ーを含んでいます。糖質100％、脂質100％の白砂糖や食用油がたっぷりです。カロリー量からして、ちょっとした食事といっても差し支えありません。

夕方に缶コーヒーやお菓子などの「夕食」で空腹を紛らわしても、帰宅するころには当然お腹はペコペコでしょう。すると、無意識のうちに高カロリーなものを欲してしまいます。結果として、「夕食」で砂糖と油をとり、さらに「夜食」でも油だらけのものをとってしまっているのです。

◤帰りが遅くなるとき、夕方にとりたいもの

夜の10時過ぎに食べるような生活では、昼食から夕食まで10時間も開きますから、夜にドカ食いしてしまうのも無理はありません。だから理想的なのは、夕方のうちにしっかりと食事を済ませてしまうことです。

社員食堂があればいいのですが、なければ会社の近くに定食屋を見つけておくことをおすすめします。午後6〜7時に仕事を中断して食べに行くことができるのであれば、正真正銘の「夕食」をとることができます。

3章　太るのは「食べ方」が原因だった！

それが難しい場合は次善の策として、帰りがけに定食屋で夕食をとるのもいいでしょう。

「外食続きでは家計が厳しい」という家庭もあると思います。自身も「夕方に仕事を中断して定食屋に行くのは無理」「やっぱり家でゆっくり食べたい」と思うかもしれません。

その場合は、夕方に腹もちのいいものを軽く食べておくという手もあります。具体的には、夜の6時ごろにおにぎりや海苔巻を買って食べるのがいいでしょう。そうすれば、夜遅くに帰宅しても油分の少ない食事で満足できるはずです。おにぎりを買いに行けない場合は、バナナや甘栗、干しいも、せんべいなどでんぷん質の多い食品を買い置きしておくのも手です。

できれば企業側には社員の健康を考えるならば、夕方におにぎりを用意したり、社員食堂を夕方にも開けたりするなど、夕方の食事に配慮してほしいものです。

夕方に何を食べるかは、健康を左右する大きなポイントです。社内の自動販売機の缶コーヒーの売上げの多さを見過ごしたり、まして、「置き菓子」のチョコレートやクッキーを社員がしこたま食べている様子を見過ごしたりしているのは問題です。

東京都中野区にある会社は、会社負担で夕方に千葉県のお米農家がつくるおにぎりのケータリングを利用しています。夕方までかかる会議に出席した社員たち向けですが、食べ

103

す。社員の健康を考えた、いい取り組みだと思います。

きれないおにぎりは会議に出席していない若手社員たちの「夕食」としても配られていま

夜食のメニューは、病人か旅人に聞け！

　夕方に会社でおにぎりや海苔巻などで小腹を満たしたら、家に帰ってからの大人の夜食は、お酒を飲むならばおつまみを食べながら軽く飲むぐらいがちょうどいいでしょう。

　お酒を飲まない人は、おかずだけというわけにはいかないでしょうから、多少はでんぷん質をとることになるでしょう。ごはんの量を少なくして、かつ満足するには、水で増量することです。つまり、お粥かお茶漬けにしてごはんの量を減らしてしまうのです。

　考え方としては「病気になったときには何を食べるか」ということです。深夜は胃腸が活発に動かないため、病気になったときと同じように考えるべきなのです。お粥は最適ですが、つくるのに時間がかかりますから、お茶漬けやおじやでもいいでしょう。そうめんやにゅうめんも疲れた体にやさしい食べ物です。

　わたしは以前に東海道五十三次の全行程を徒歩で旅しましたが、宿場の名物には、とろ

常備食はごはんとお酒の心強い味方

大人の夜食のつまみやおかずには野菜や魚を中心とした煮物や和え物、おひたしなどがいいでしょう。凝ったものをつくる必要はありません。大人と子どもの献立を分ける必要もまったくありません。

カタカナ主食ではなく、ごはんやそうめんなどの「ひらがな主食」に合うのは、常備食。つまり、日常的に食べられてきた「ケ」の食事です。日本食というと、刺身や茶碗蒸し、ウナギのかば焼きなどを思い浮かべるかもしれませんが、それは「ハレ」の食事。つまり、ごちそうそうです。

毎日食べる日本食は、ごはんとみそ汁が基本で、それに常備食があれば十分です。常備

ろ汁や茶がゆ、甘酒、伊勢うどんなど、あまり噛まずにカロリーがとれるものが多いという特徴がありました。歩き疲れた旅人たちが食べるには適した食事といえるでしょう。

同じように、仕事で疲れた人たちにもあまり噛まずに食べられるもの、つまり夜食には、お粥やお茶漬け、柔らかいそうめんなどがちょうどいいのです。

食は生きるための工夫として生まれたもので、つまりは保存食です。本来は保存するための工夫に過ぎなかったのが、副次的においしさと健康にもつながったのです。おすすめなのは、漬物、佃煮、煮豆、焼き海苔など保存の利く常備食です。

こうしたお酒のつまみになるような和の常備食やおかずを用意すれば、食事もおのずと油と砂糖まみれの〝お子様ランチ食〟にならず、ごはん中心の食生活に変わっていくでしょう。さらに常備食は、夕方に食べるおにぎりの具にもなりますし、夜食のお茶漬けの具にも使えます。

▼「減塩＝体にいい」の間違い

漬物や佃煮をすすめると、「塩分過多になって体に悪いのでは？」という人がいます。しかし、塩分を欠く食事は本当の和食ではありません。塩分と和食は切っても切れない関係にあります。

発酵に塩は欠かせません。アルコールや納豆以外は、ほとんどすべてが塩を必要として

3章　太るのは「食べ方」が原因だった！

います。日本は周囲を海に囲まれているので、塩がいくらでもとれます。そうした自然の恵みによって和食は発展してきたのです。

病気のために塩分を控えなければならない人もいますが、そうした人以外は多少とりすぎても気にする必要はありません。食塩の摂取と血圧の上昇は必ずしも関係していないということが、最近の研究でわかってきています。

そもそも、塩分というのはとりすぎることはありません。いろいろな味のなかで一番命に関係する味だからです。塩分が少なすぎると食事がおいしくなくなってしまい、逆に多すぎるとしょっぱくて食べられません。甘すぎるとか、すっぱすぎるとか、油っぽいというのはなんとか食べられますが、塩辛い場合はそうはいきません。

塩分濃度というのは直接命にかかわるため、味覚に深くかかわっているのです。そのため、そうそう簡単には塩分過剰にならないのです。

しかし、「塩分を減らしましょう」という減塩運動によって、「健康＝減塩」といったイメージが定着しています。実際に、塩分摂取が気になるから朝食はパンにしたという人がずいぶんといるのです。

ごはんにみそ汁、漬物、佃煮、しょうゆをかけた冷奴などの食卓は、パンにバターやマ

ーガリン、ドレッシングやマヨネーズをかけたサラダ、ハムエッグなどに変わりました。

塩、みそ、しょうゆを減らすことで、たしかに塩分量は減りますが、ドレッシング、マヨネーズ、ケチャップ、ソースなどが増えて油と砂糖だらけになります。果たして、どちらが問題なのでしょうか。もっといえば、洋食にしてハムやソーセージ、パンなどの加工食品を食べることで、食品添加物の量も増えてしまいます。

こういうと、「無農薬の国産小麦粉と天然酵母でつくられたパンなので添加物は入っていません」「砂糖は未精製です」「サラダの野菜は無農薬でドレッシングは無添加です」「卵は平飼いで有精卵」「バターもハムも無添加」などと反論がくることがあります。

たしかに、安全性の面からいえば市販のものよりはるかにいいでしょう。しかし、こうした「安全洋食」でも、副食や飲み物などを含めて油だらけになることに変わりはありません。パンはパン、ハムはハムなのですから、稀なお楽しみにしましょう。

お酒につまみではなく、つまみにお酒を合わせる

晩酌には常備食で焼酎や日本酒を楽しむという提案をしましたが、"ビール党"の人はつ

3章　太るのは「食べ方」が原因だった！

いつい油料理が食べたくなるものです。わたしもビール党なので、気持ちはわかります。し
かし、さすがに夜食に油たっぷりのフライやから揚げは食べてはいけません。その点、常
備食を用意しておけば、油をとらずに晩酌が楽しめます。子どもも夕食に常備食でごはん
を食べられます。

　お酒を飲む人の場合、つまみがこうした常備食になると、アルコールの種類も変わってき
ます。ビールだけでなく、ワイン、ウイスキー、ブランデーといったカタカナのお酒は油
っぽい料理と相性がいいのです。ビールを飲むとから揚げやフライドポテト、餃子やピザ
などを食べたくなる人は多いと思います。ワインの場合は、乳脂肪たっぷりのチーズ、そ
してトマトや刺身にわざわざオリーブオイルをかけたカルパッチョなどになってしまいま
す。

　その点、日本酒、焼酎を選ぶと、あまり考えていなくても、油が少ない料理になります。煮豆や漬物、冷奴、刺身、おひたしなど、焼き海苔なども、日本酒や焼酎に合うで
しょう。

　毎日晩酌する人は、このアルコールの違いだけで１年間の油摂取量にかなりの差が出て
くると思います。おそらく、毎日ビールを飲む人は、毎日焼酎を飲む人に比べて、はるか

109

に油摂取量が多くなるはずです。

ちなみに、わたしは最近、浜納豆（静岡県浜松地方の塩納豆）で焼酎を飲んでいます。しょっぱいので、少量でお酒が飲めて経済的です。

▼朝にパンを食べると太る!?

夕食が夜食になっている現状は、じつは翌日の朝食にまでも影響を及ぼしています。深夜に油たっぷりの食事をお腹いっぱい食べてしまえば、朝に食欲がわかないのも無理はありません。だったら朝食を抜いてしまえばいいのですが、「朝食を抜くと仕事や勉強に集中できなくなる」「1日3食しっかり食べなければならない」「朝食は1日のはじまりなのでもっとも大切」などといった情報が飛び交い、無理にでも朝食を食べなければならない気分になってきます。

朝食をとるといっても、お腹が空いていないのですからごはんは重く感じます。そこで、パンを食べるという家庭も増えています。

総務省の統計では、かつては一世帯当たりのパンの購入額は米の購入額よりも少なかっ

3章　太るのは「食べ方」が原因だった！

たのですが、パンが増える一方で米が減り続け、ついに一九九〇年にはパンが米を上回り
ました。朝食を中心にパンを常食する人が増えているのです。

パンには多くの場合、砂糖と油が大量に使われています。満腹でもお菓子のようなパン
ならば食べられるのは、砂糖や油が満腹感を狂わせるからです。

レストランで満腹になって「ああもう食べられない」といった直後に、デザートのケー
キやアイスクリームをぱくぱく食べてしまったという経験があるという人もいるのではな
いでしょうか。白いごはんは大量に食べられなくても、砂糖を使った酢飯にすると食べす
ぎてしまうという人もいると思います。

油に関していえば、白いごはんは食べすぎなくても、油で炒めてチャーハンにすると簡
単に食べすぎてしまったり、砂糖と油と旨み調味料を使ったカレーライスにすると、つい
つい食べすぎてしまったという人も多いでしょう。

しかし、油と砂糖だらけの朝食を口にするぐらいならば、朝食をとらないほうが健康の
ためです。本当に空腹ならばごはん（お米）を食べられているはずです。

三食きちんととらなくてはならないというのは、ライフスタイルや運動量をまったく無
視した話です。砂糖と油の力を借りてまで、お菓子のようなパンを胃に押し流す必要はあ

111

りません。

「昼食＝12時」でなくてもいい

そもそもわたしは「食事時間」というものにとらわれる必要はないと考えています。お腹が空いていなくても、決まった時間に食べなくてはならないのでしょうか。

子どもを見ると、食事時間に関しておもしろいことがわかります。大人はお腹が空いていなくても、昼の12時の時報が鳴ったら食事をしますが、子どもはお腹が空いていなければ食べようとしません。あくまで本能に従って行動しているのであり、時報など関係ないのです。

昼の12時になったらチャイムが鳴って、お腹が空いていようがいまいが、1時までに食べなくてはならない。これは明治時代になって日本が工業化されて、はじめてできた習慣です。時間を決めて仕事をしなければ効率が上がりません。だから、食事の時間も一律に決められたわけです。学校給食も同じように食事時間が決められています。そうして、日本人の大半はこれを当然だと思っています。社会に生きなくてはならないので仕方ありま

112

3章　太るのは「食べ方」が原因だった！

せんが、決まった時間にそろって食事をすることになると、お腹が空いていなくても食べなくてはなりません。

都内のある保育園では、おやつの時間がありません。その代わりに、お腹が空いた子にはいつでも先生がおにぎりをつくってあげる方式になっています。いつどの子がやってくるかわかりませんから、先生にとっては手間がかかります。そのため、ほかの保育園や幼稚園ではなかなか真似できません。

学校給食や保育園のおやつは手間を省くためにも、協調性を育むという名目のためにも、決まった時間に全員が食べることにしているわけです。

ところが、いっせいに食べようとしても、お腹が空いている子もいれば、空いていない子もいます。でも、みんなに食べさせなくてはなりません。そこで、多くの保育園では、砂糖や油の入ったおやつをあげるのです。それならば、お腹が空いていない子でも、「別腹」で入ってしまうからです。

大人の朝食だってこれと同じことがいえるでしょう。もちろん、子どものやり方がすべて正しいとは限りませんが、少なくとも余計な情報に左右されてはいません。情報過食症時代大人も人間の本能に従って食事をしています。

113

だからこそ、子どもの本能はわたしたち大人の道標となってくれるはずです。

自分に合った食べ方を考える

朝食はパンだという人や朝ごはんを食べないという人でも、朝にごはんを食べておかわりまでしてしまうことがあります。

それは旅館に泊まったときです。なぜでしょうか。

前日の夕食を何時に食べたかを思い出せば容易に答えが出ます。旅館の食事は、だいたい午後6〜7時です。早めに夕食をとることで朝食まで半日（12時間）ほどあくことになり、お腹が空くのです。本来は、これが理想的な食事時間です。目が覚めたときにお腹が空いている状態ならば、胃に負担もかからず、気持ちがよく朝が迎えられることでしょう。

体を使って仕事をしている農家の方や大工さんなどは朝食にほぼ間違いなくごはんを食べます。日中に体を動かして夕方の6〜7時に夕食をとっている人が多いのではないかと思います。日が暮れると仕事が終わりますから、特別な事情がない限り夜10時以降に食事をとるようなことはないでしょう。すると、朝食までに12時間も経っているために、お腹

を空かして起きてきます。「お腹が空いた」といって起きてくる子どもと同じで、これが本来の理想的な姿でしょう。そのため、こうした人たちは「パンじゃ食った気がしない」といいます。

オフィスでずっと机に向かって仕事をしている人もいれば、夜遅くまで働いている人、夜中に仕事をしている人など、働き方は多様です。でも仕事を辞めて暮らしてはいけません。それぞれの働き方、現状を無視して「1日3食とったほうがいい」「朝食はきちんととったほうがいい」という提案は無意味です。現状のなかで、どう工夫できるかが大切です。わたしたちは食べるために生きているのではなく、生きるために食べているのです。

「会社のデスクで朝ごはん」もあり

朝食を抜くならば完全に抜くべきだといっても、昼食までお腹がもたないという人もいると思います。そんなときは、家からおにぎりを持参するかおにぎり専門店やコンビニでおにぎりを買って、就業前に会社の自分の席で食べるのもいいでしょう。電車に揺られたり歩いたり階段を上り下りしているうちに、会社に着くころにはお腹が空いている可能性

があります。

重要なのは、そこでサンドイッチではなく、おにぎりや海苔巻を買うことです。コンビニでおにぎりを買っているビジネスパーソンの方を見ていると、おにぎりだけだと野菜不足になると考えるためか、サラダを買っていく人も少なくありません。ほんの少しの野菜にドレッシングをかけたサラダは、野菜というよりも油を食べているようなものです。おにぎりだけを買おうという発想にすらならない人もいます。

こういうときは、子どもならば何を選ぶだろうかと考えることです。わざわざサラダなんて食べません。おにぎりだけで十分です。

また最近は大手牛丼チェーン店などで、「朝定食」としてごはんとみそ汁に、焼き鮭や納豆などの定食が手ごろな値段で食べられます。こうした店を利用するのも一つの手です。

▼モーニングコーヒーが欠かせない人は

朝食にはおにぎりや和定食が理想ですが、「朝食にはコーヒーが欠かせない」「コーヒーがないと1日がはじまらない」という人もいるでしょう。コーヒー好きの人に朝食におに

ぎりを食べろといっても難しいかもしれません。

自宅で食べる場合は、ごはん中心の和食を食べたあとにコーヒーを飲むことも可能でしょう。しかし、喫茶店で朝食セットを注文する場合はそうはいきません。地方の喫茶店に行くと稀におにぎりとみそ汁とコーヒーのセットなんてものもありますが、そうそう出会えません。多くの場合、喫茶店のモーニングセットは、トーストやサラダ、卵料理など、油たっぷりです。たまにならば仕方ありませんが、毎日のように食べていると、1年でかなりの量の油をとっていることになってしまいます。

コーヒー好きの人が朝食を外でとる場合は、喫茶店でコーヒーだけ飲んで会社の机でおにぎりを食べたり、和定食を外食したあとにコーヒーチェーンなどでテイクアウトのコーヒーを買って会社で飲んだりと、工夫が必要です。最近はコンビニでも100円程度でコーヒーを購入することもできます。

コーヒーと食事が一緒の朝食セットにしたほうがお得だったり、一度にまとめて済ませられないのは面倒だったりするでしょうが、朝食に何を食べるかは1日の食事を左右します。

さらに、朝に何を食べるかが昼食、夕食にもつながっていきます。油だらけの朝食をと

ると、昼食にも油がほしくなりがちです。たとえば、朝にバターたっぷりのトーストやサラダを食べるとお腹にたまりませんから、昼は中華料理やイタリアンのようなガツンと脂っこいものを食べたくなります。一方で、朝にごはんを食べている人は腹もちがいいですから、昼も油分の少ないものを食べます。昼にざるそばだけ食べている人は、たいがい朝はごはんです。

朝にごはんを食べておけば、昼はあっさりした食事でも大丈夫なはずです。そして、朝食にごはんを食べられるようにするためには、前日の夜遅くに食べすぎないことにもつながります。

昼食や夕食は、上司や同僚、取引先とのつき合いもあり、何を食べるか選べない場合も多いでしょう。自分で選べる朝ごはんぐらいは、油の少ない食事を心がけてみてはいかがでしょうか。そこから、昼食、夕食も徐々によくなっていくはずです。

4 章

時間と手間をかけずに健康になる!

たった15分の粗食ごはん

もう、食事づくりを頑張らなくていい

家族の食事づくりにおいて、子どもの好みを意識したり、栄養バランスなどを考えたりする必要はありません。ごはんとみそ汁、常備食さえあれば、手軽に家族全体の健康につながりますから、非常に簡単です。共働きの家庭の場合は、休日に常備食さえつくっておけば、あとはごはんとみそ汁を用意するだけ。15分もあればつくれますから、これなら負担も少ないと思います。

そうはいっても、情報過食症時代。次から次へと入ってくる情報に右往左往して途方に暮れてしまうことも少なくないでしょう。たとえば、体にいい食材として「まごはやさしい」という合言葉があります。

ま＝豆類
ご＝ごま
は＝わかめ（海藻）

4章　たった15分の粗食ごはん

や＝野菜
さ＝魚
し＝しいたけ（きのこ）
い＝いも

わかりやすいアドバイスではありますが、緑黄色野菜は苦手だという子どもは多いですから、これを実践しようとすると、「6つの基礎食品」と同じように親御さんたちを苦しめることになりかねません。

この合言葉は、子どものためではなく、お父さんお母さんが自分自身の食生活の参考にすればいいと思います。そうしたおかずが並ぶ食卓で育った子どもたちは、少しずついろいろなおかずを口にするようになっていくでしょう。

もっといえば、この合言葉は、おかずに何を食べればいいかということにだけ言及していて、主食についてはまったく触れていません。これまで述べてきたように、現在の食生活は「主食」の乱れに根本的な問題があります。

そこで、子どもの食事には、次の「まごはやさしい」を提案します。

121

ま＝まずは
ご＝ごはんで
は＝母笑顔
や＝野菜より
さ＝先に
し＝白いごはんを
い＝いただきます

　わたしのブログ「幕内秀夫の食生活日記」の読者のみなさんから募集して決定しました。おかずをあれこれつくるのであれば、常備食をつくることに力を注いでください。まして、わざわざフライパンを使って油だらけのおかずをつくる必要はありません。

　子どもには何よりもごはんをしっかりと食べさせることが大事です。

　「1日○品目」「1日に野菜○g」などの合言葉は絵に描いた餅ですから、気にする必要はまったくありません。　お腹がいっぱいにならなければ、油や砂糖がたっぷりのおかずやお

4章　たった15分の粗食ごはん

菓子、ジュースに走ることになります。油や砂糖ではなく、まずはごはんで子どもの胃を満たしてください。子どもがよろこぶからといって、揚げ物ばかりにしたり、マヨネーズ、ケチャップなどを使いすぎたりしないようにしましょう。

子どもの食生活の問題は、必然的に家庭の食生活の問題に関係してきます。とくに小さな子どもとお母さんの食事は一体といっていいでしょう。子どもの健康を害するような食事は、同時にお母さんの体も危険にさらす食生活である可能性が高いのです。

一人の数だけ、食生活のスタイルがある

これから具体的な食生活の改善策を提案していきますが、その前に2つのことを確認しておきたいと思います。

1つは、理想的な食生活は人それぞれであるということです。誰かにとっていい食生活が、あなたにとっても理想的な食生活とは限りません。なぜなら、与えられた「食環境」はそれぞれであり、具体的にいえば、「体」「心」「家族」「社会」「経済面」などの条件が異なるからです。

「体」についていえば、特別な病気、たとえば人工透析をしているとか、消化器系の病気で術後それほど時間が経っていない方。あるいは食物アレルギーがあって一部の食品が食べられない方もいるでしょう。そうした場合は、以下の提案が必ずしも合うとは限りません。

特別な病気をしていないとしても、胃腸が弱く、食が細い人もいるでしょう。逆に、大食漢の人もいるのではないでしょうか。

「心」というのは、本文でも述べてきたように、食の「快楽」の問題です。アルコールが大好きな人もいれば、一滴も飲めない人もいます。スイーツには目がない人もいるでしょう。これもまた人それぞれです。

「家族」についていえば、食は個人の問題とはいえ、家族とのかかわりを無視するわけにはいきません。自分さえよければいいというわけにはいきません。「食」は家族の大切なコミュニケーションの場でもあり、家族関係をぎくしゃくさせてしまう可能性もあります。

台所に立っている人も、働く女性もいれば、専業主婦もいるし、男性が料理をつくる家庭もあるでしょう。大家族、単身赴任、1人暮らし、それぞれの理想は違ってきます。

「社会」というのは、仕事や学校の関係での食事、友人、知人との食事も無視できないということです。なかには仕事上、ほとんどの食事を外食にせざるをえない人もいるでしょ

124

う。夕飯が深夜になってしまう人もいます。仕事上、毎日のようにアルコールを飲まざるをえない人もいるかもしれません。

「経済面」とは、お金の余裕があるかどうかで、選ぶ食事、食材は異ならざるをえないということです。

したがって、1000人いたら、1000人の理想的な食生活があります。なかには非常に条件が悪い人もいるでしょう。そのような人は、とても食生活なんて考える余裕はないと考えているかもしれません。だとすれば、それは、誤った「常識」に縛られているからにほかなりません。

たしかに、100点満点の食生活は難しいかもしれません。しかし、どんな条件の人であっても、健康を維持するうえで充分な食生活を実践することは可能です。それが2つ目に確認しておきたいことです。

優先順位をつけて食事を見直す

現代社会のなかで、いい食生活をしようとすることはけっして簡単なことではありませ

ん。時間的にも経済的にも、社会的にも限界があります。だとすれば、手を抜くことができない大切な土台となる部分には時間もお金もかけ、どうでもいい小さな部分は手を抜くのが現実的です。

食生活を見直すということは、家を建てることと似ています。家には土台や柱、屋根があり、絨毯やカーテンがあります。絨毯やカーテンも大切ですが、極端にいってしまえば、それがなくても生活できるものです。

食生活にもはっきりと優先順位があります。大切な幹となることほど簡単で手間もいらず、誰でもできます。細かな枝葉の部分は手間もかかり面倒です。「食生活を見直したいけど難しい」と考えている方は、この幹と枝葉を逆にしてしまい、優先順位を間違えています。はっきりいってしまえば、どうでもいい小さな問題で苦労している場合がほとんどなのです。

以下に具体的な提案をさせていただきますが、大切な順番に挙げていきます。

たとえば、1番目の提案は主食の問題になっています。食生活は主食で決まります。主食のなかでもごはんをきちんと食べることが大切です。

もしもごはんをきちんと食べなければ、同じ糖質の供給源である砂糖や果物（果糖）が

欲しくなる可能性が高くなります。実際に、あまりごはんを食べない人は、年中、甘いお菓子類や果物ばかり食べているのではないでしょうか。ごはんをきちんと食べずに甘いお菓子をやめようと思っても難しいものです。

「朝はパン派」という人も多いと思いますが、お米ならばパンと違って購入時に膨張剤や防腐剤などの食品添加物を心配する必要はありません。

わざわざ自然食品店やパン屋などに足を運んで無添加で高価なパンを買わなくても、ごはんをしっかり食べるだけで食品添加物も遺伝子組換え食品の心配もぐんと少なくなります。

それに、パンを主食にして、「季節の野菜を食べましょう」といっても、パンにうどの酢みそ和えやほうれん草のおひたしは合いません。パンに合わせようとするとサラダやハムエッグなどになり、季節感がない食卓になってしまいがちです。

家の土台となる部分、それは主食です。主食によって、副食も間食も決まってくる、それが〝食生活〟なのです。主食が揺らぐということは、食生活全体を脅かしているということ。食生活の問題とは、つまり主食の問題です。

優先順位を間違わなければどんな条件の人でも、食生活を見直すことができるのです。

| 主食 |

食生活は「主食」が9割

　世界のほとんどの人たちが、穀類やいも類を主食にしています。ヒトは「でんぷん」を食べる動物だということです。

　副食とはその意味がまったく違います。

　でんぷんをとる方法としては、ごはん、うどん、日本そば、もち、スパゲッティ、ラーメン、さつまいも、じゃがいもなどがあります。そのなかで、わたしたち日本人にもっとも適するのがごはんです。だからこそ、365日、朝、昼、夕、毎日食べることができるのです。わたしたちは砂糖や油脂類が使われていないでんぷん質で胃袋を満たしてきたのです。

　ところが、いまはおかず云々の前に、そもそも主食そのものが砂糖と油まみれになっています。この2つがタッグを組んだ典型的な例が、パン、ハンバーガー、ホットドッグ、パスタ、ピザ、パンケーキ、ドーナッツなどの「カタカナ主食」です。カタカナではありませんが、焼きそば、お好み焼きなども同類です。

こうした主食に比べて、ごはんのすごいところは1日3回食べても飽きがこないところです。いくらラーメンやパスタが好きな人でも、朝、昼、夕と食べる人は滅多にいないはずです。また、現在の食生活事情のなかでは、食品添加物など化学物質も注意が必要です。

パンのほかにラーメン、うどん、そばなどの加工品は、原材料に何が入っているか配慮しなければなりませんが、ごはんならその心配がありません。

食生活でもっとも大切なことは、ごはんをきちんと食べること。といっても、現代社会のように体を使うことが少なくなると、1日3回ごはんを食べると重いと感じる人のほうが多いのも事実です。与えられたライフスタイルのなかで、少なくとも1日に2回は〝白い〟ごはんを食べるようにしたいものです。

〝白い〟というのはチャーハンやピラフ、カレーライスなどではなく、油や砂糖が使われていないごはんという意味です。

朝、夕はごはん、昼はそばかうどんあたりがちょうどいいのかもしれません。あるいは、仕事で夕食が遅くなる場合は、夕方にまずはおにぎりだけでも食べるという方法のほか、朝と昼にごはんをしっかりと食べて、遅い夕食は副食だけにして主食を抜いてしまうというのもいいでしょう。

極端にいえば、副食はなんでもいいのです。1日2回ごはんを食べれば副食もおのずと

変わってくるでしょう。

玄米、胚芽米、分づき米…の選び方

　ごはんは素晴らしい主食ですが、白米はやや白すぎるのも現実です。可能であれば、未精製のごはんをおすすめします。籾殻だけをとり、ぬかのついた状態のものが玄米です。少し精製したものが三分づき、もう少し精製したものが五分づき、七分づきになります。数字が大きくなるほど白くなります。玄米は、よく噛まなければのどを通りませんからふだん食べすぎているような人にはピッタリです。ただし、胃腸の弱い人にはすすめられません。お子さんの場合も、合わない場合があるので注意してください。

　また、玄米は一般の電気炊飯器でおいしく炊くのが難しいのが欠点です。一方で、三、五、七分づきは、いずれも電気炊飯器で炊くことができます。七分づきは、かなり白いので食べやすいのですが、やはりこれもやや白すぎる気がします。

　断然、おすすめは五分づきです。比較的白いため食べやすく、ある程度、胚芽やぬかに栄養素が残っています。胚芽米も七分づきと同じと考えていいでしょう。

130

4章　たった15分の粗食ごはん

どうしても白米でなければ、という場合には、麦や雑穀（あわ・きびなど）を入れて食べるのも大変によいことです。どれを選ぶにしても、家族全員で食べやすいものを選ぶようにしましょう。

▍パスタ、ピザ、オムライスは休日のごちそうに

現代の食生活でもっとも大切なことは、いかに「油脂類」と「砂糖」を減らすかにあるといってもいいと思います。そのためには、副食から揚げ物や炒め物を減らしたり、甘いお菓子に注意することも必要です。

しかし、砂糖や油脂類が増えすぎた原因は副食の問題ではなく、前述した「カタカナ主食」が増えたことにあります。つまり、小麦粉の主食が増えた、ともいえます。

こうした主食は、砂糖や油脂類なしに食べることはほとんどありません。主成分は小麦粉などのでんぷんで、さらにソースやマヨネーズ、ケチャップなどの調味料も使います。

そうした調味料にも精製された糖質や脂質が含まれているため、でんぷんと砂糖の「ダブル糖質」、さらに食用油も加わった「ダブル糖質＋脂質」のトリプルパンチとなってしま

131

うのです。「でんぷん質」の供給源というよりは、砂糖と脂質の供給源といったほうが適当です。

これらを主食にしながら砂糖や油脂類を減らすことはできません。毎朝、パンというような食生活はやめるべきです。

ただし、これらをすべてやめるというのも、もはや非現実的かもしれません。だとすれば、メリハリをつけて、日曜日など特別な日に食べるようにするのがいいでしょう。ある いは、自宅で食べる場合や1人で外食する際などはごはんを食べ、カタカナ主食は友人との会食程度に抑えるのも現実的かもしれません。

ごはん以外の主食として日常的に食べるなら、もちやそば、うどん、そうめん、ひやむぎなどがいいでしょう。

汁もの

みそ汁は一番大切な〝脇役〟

夕方、スーパーに行くと、「今晩のおかずは何にしようかな」という声が聞こえてきます。

4章　たった15分の粗食ごはん

ただし、「今晩の主食は何にしようかな」、あるいは「今晩の汁ものは何にしようかな」という言葉を聞いたことがありません。もし、毎日、主食から汁もの、おかずまで考えなければならないとしたら、疲れ果ててしまうことでしょう。そうならないのは、主食と汁ものを悩まなくていいからです。

ごはんとみそ汁があり、それに合うおかずを考えます。その際、栄養的なことを考えておかずを選んでいる人はほとんどいません。どちらかといえば、味覚的な組み合わせ、あるいはサイフと相談して決めているでしょう。

多くの方が、そのような日常を何十年と続けています。おおまかな数字でいえば、ごはんとみそ汁だけで、体に必要なものは7割ほど、残りの3割ほどをおかずでとろうとしてきたのです。しょせん、おかずは3割ですから、味覚とサイフで選んでも大きな問題にはならないのです。

みそ汁は万能です。どんな野菜や魚介類でも合うため、旬をふんだんに使って季節感を味わえます。いわば〝小さな季節〞です。

「子どもがみそ汁を好まない」という親御さんは大抵「具だくさんみそ汁」をつくっています。「栄養バランス」にとらわれている大人は野菜をこれでもかとゴロゴロ入れたみそ汁

133

をつくりがちです。

しかし、みそ汁はまず水分をとるもの、そして、体に必要な塩分をとるものであり、具はその次です。「野菜のみそ煮込み」にしてしまうのは、少しやりすぎです。極端にいえば、子どもはたとえ〝具なしみそ汁〟でもごはんをおいしそうに食べるものです。

みそ汁は油も砂糖も使わずにごはんをおいしく食べられる優等生です。

情報に振り回されている大人は「塩分は大丈夫なのでしょうか」と「減塩」に気を取られがちですが、塩やみそ、しょうゆを使わずにごはんを食べるとなると、マヨネーズやケチャップなど砂糖や油が増えてしまいます。油と砂糖の味付けは必要以上に食べすぎてしまいがちです。

一方で、強い塩味は体が拒絶するので塩分はそう簡単にとりすぎることはありません。塩をふくほど塩分が高い梅干しや塩引き鮭を山ほどドカ食いしてしまったという話は聞いたことがありませんし、海水浴に行って間違って海水を飲み込んでしまったときは、塩辛さにむせ返ってしまうでしょう。

134

日本全国どこでもみそ汁が飲まれてきた理由

みそは北海道から沖縄まで全国でつくられてきました。しかも、いまもそれほど変わらずに各地方でそれぞれ特有のみそが食べられています。これは偶然ではありません。

ごはんは、空腹を満たすための糖質（炭水化物）だけではなく、さまざまなビタミン、ミネラル、食物繊維などが含まれています。かなりの栄養素をまかなうことができます。したがって、ごはんを食べる国は、ごはんを主食と呼び、おかずはごはんを食べるためのものと考えます。

ただし、それだけですべての栄養素がまかなえるわけではありません。米は、タンパク質や脂質が少ないのが特徴です。そこで、ごはんの横に登場するようになったのが、大豆でつくられるみそであり、「みそ汁」です。おそらく、ごはんの相棒として、水やお茶、お吸い物などいろいろなものが登場して取捨選択されてきたのだと思います。しかし、長い年月のあいだに、全国のどの地域でもみそ汁になったのは、偶然ではないでしょう。

糖質だのタンパク質だの栄養素のことなど何も知らなくても、ごはんを補うものとして

全国で定着してきたのは、無意識のバランスということができるでしょう。あるいは、人体実験の結果ということができると思います。

九州に行くと甘い麦みそがあり、東海地方に行くと、焦げ茶色の渋い豆みそがあります。徳島に行くと、関東の人間にはとても受け入れられない非常に個性的なみそもあります。

全国にはさまざまな地方のみそがあり、まだまだ自家製の「手前味噌」をつくる家庭も少なくありません。それらが、今も変わらずに常食されています。やはり、どれだけ食生活が変わっても、ごはんとみそ汁という「基本」は容易に変わらない。それだけ大切だということです。

手の込んだおかずをつくるぐらいならば、みそ汁をはじめとしたごはんの脇役に力を入れてください。

常備食

「常備食」さえあれば、毎日手間いらず

若いお母さんやお父さん、あるいは1人暮らしの方からの「和食は手間がかかるから難

しい」という声が少なくありません。日本料理店や旅館の食事と勘違いしているのでしょう。それら飲食店の料理が「和食」なら、たしかに手間がかかって難しいでしょう。しかしそれは、特別なごちそうであって日常の食事ではありません。

わたしが生まれた半世紀前（昭和28年）は、どこの家庭も和食でした。ことさら「和食」という人もなく、ごはんとみそ汁、漬物、野菜、魚介類などを中心とした食事をしていました。

ただし、当時は豊かな時代ではありませんでした。自動車で買い物に行く主婦はいませんでした。スーパーや24時間営業のコンビニ、冷蔵庫、電気炊飯器もありません。ましてや、電子レンジや冷凍食品、インスタント食品もほとんどありませんでした。

現在と比べたら、はるかに貧しく不便な時代でした。それでも、ほとんどの人が和食だったのは、お金がかかったり、面倒で手間がかかったりする食事ではなかったからです。

なぜ、それが可能だったのでしょうか。それは豊富な「常備食」を上手に活用してきたからです。

たとえば、慌ただしい朝から、野菜料理や魚介類の料理をつくっていたわけではありません。基本的に、ごはんとみそ汁だけをつくり、昨晩の残り物と「常備食」を並べるのが

普通でした。わたしは茨城県で生まれたので、朝はごはんとみそ汁、漬物、納豆、川魚の佃煮、昨晩の残り物程度でした。

これだけあれば、ごはんがおいしく進む

いまや女性の社会進出も進み、深夜に帰宅する人も珍しくありません。子育てしながら働いている女性も多くなっています。そのため、手軽なパン食が増えて、朝からマーガリン、バター、サラダにドレッシング、ハムエッグと油攻めになっている方もいます。それも、ある程度仕方ない面もあるでしょう。

しかし、こうした時代だからこそ、貧しくて不便だった時代の「知恵」を見直してみてはどうでしょうか。ごはんとみそ汁だけをつくり、常備食を利用する。そして、時間があるときに料理をつくればいいのです。

しかも、全国の常備食を調べると、材料の種類は違っても、見事に「野菜」「海草」「豆類（種実類）」「魚介類」がそろっています。ごはんとみそ汁さえあれば、体に必要なものが補えるようになっています。「バランス」などと考えたわけではないのでしょうが、長い

時間のなかで「体験」からそのようになって残ってきたのでしょう。

具体的には以下のような常備食です。

・野菜 …… 漬物、佃煮、梅干し、ふりかけ

・豆類 …… 煮豆、納豆（干し納豆）、大豆製品、なめみそ

・海草 …… 焼き海苔、海苔の佃煮、ふりかけ、青海苔

・魚介類 …… 佃煮、塩辛、ふりかけ、鰹節、缶詰

時間のある人はつくり置きをおすすめします。常備食は日持ちするのもいい点です。自分でつくれば安上がりですし、「食品添加物」の心配もいりません。時間がない人はスーパーなどで購入すればいいでしょう。

料理を考える前に、常備食をそろえることから考えましょう。そうすれば、和食は決して難しいものではありません。

139

| 副食 |

季節の野菜を中心にすれば、間違いなし

いい食生活をしているかどうかの目安に、購入する野菜の種類がどの程度あるのかということがあります。皆さんは、どんな野菜を購入することが多いでしょうか？

今、よく売れている野菜は、レタス、キャベツ、トマト、きゅうり、玉ねぎ、にんじん、じゃがいもです。スーパーに行くと、これらの野菜は季節に関係なく、1年中販売されています。

レタス、キャベツ、トマトはサラダ、じゃがいも、玉ねぎ、にんじんはカレー、コロッケ、シチューなどに使われています。すべて油を使った料理です。野菜のおいしさを味わっているというよりも、油脂のおいしさを食べているといったほうがいいでしょう。こうした野菜ばかりになっているとしたら、油が多くなっているだけではなく、食卓に季節感がないということの証明ともいえます。

本来、日本は四季の変化が激しい国です。したがって、季節に収穫される野菜も豊富で

す。こんな豊かな国はないでしょう。

夏は汗をかく季節ですから、きゅうりや瓜、トマトといった水分の多い野菜が採れます。秋は「実りの秋」というだけあって、穀類、いも類、豆類、種子類など熱量の多いものが採れます。寒くなってくると、大根、レンコン、ごぼう、ねぎ、里芋などの根菜類がたくさん採れます。どちらかといえば、温めて食べたほうがおいしい野菜です。

春は、セリやフキ、ノビル、ウドなど、緑色の野菜が多くなります。タケノコや山菜など、アクの強い野菜が多いのも特徴です。あたかも、「春だ、目を覚ませ」と呼びかけられているような気がします。

自然はうまくできていると思います。わたしたちも、野菜と同じ自然条件、季節のなかで生きているのですから、それに逆らう必要はありません。しかも、季節に採れる野菜を食べたほうが、サイフにも優しくなります。輸入野菜が増えて季節がわかりにくくなっていますが、今でも季節によって価格はかなりの差があります。わざわざ季節外れの高価な野菜を買うことはありません。

ちなみに、ほとんどの子どもは、アクの強い春野菜、山菜などは好みません。食べなくても気にすることはありません。親がおいしそうに食べる姿を見せれば、いずれ食べるよ

うになるでしょう。

動物性食品は魚介類を中心に選ぶ

かつて、魚介類は小魚がいいという情報が多かったように思います。小魚の骨まで食べて「カルシウム」を補強しようというものです。

ところが、煮干しなどの乾物は、脂が酸化されて「過酸化脂質」が多いので避けましょう、という情報が流れるようになります。

一昔前は、白身魚がいいという情報が多く、サバやイワシなどの青身魚は脂肪が多いので食べすぎないようにといわれたものです。

ところが最近は、サバやイワシに含まれるEPA（エイコサペンタエン酸）やDHA（ドコサヘキサエン酸）は血液をサラサラにするだけではなく、ボケ予防になるといいます。

しかも、「それらの栄養素を魚だけでとることは難しいので、サプリメントを利用しましょう」の大合唱が起きています。そのうち、山ほどサプリメントや青身魚を食べる人が登場して、「食べすぎに注意しましょう」という情報が流れることになるでしょう。

4章　たった15分の粗食ごはん

これはどちらが正しいのか？　という問題ではありません。魚の情報の歴史は長きにわたってこの繰り返しです。その魚に含まれる一部の成分だけを取り出していいか悪いかと論じているのですから、コロコロ変わるのは当然の流れといえるでしょう。

例が悪くて申し訳ないのですが、ある人は1人の女性（男性でも結構です）の足だけを見て美人だといい、ある人は、手だけを見て美人ではないといっているのと同じことです。今度は別な人が、背中を見て美人だというかもしれません。いずれも、その女性の全体を見ないで、部分だけを見て勝手なことをいっているわけです。どちらが正しいのかという問題ではありません。

それとまったく同じことです。魚を食べるのに、カルシウム、EPA、DHAなどの栄養素を考えると右往左往をして疲れるだけです。そんな面倒なことを考えることはやめましょう。

◤ 魚は「旬」の安い魚が一番

魚介類を選ぶ際は、旬だけを意識しましょう。

旬がわかりにくければ、安い魚を選んで

143

ください。魚介類を選ぶ際、気になるのは安全性の問題です。数年前、中国産のウナギに抗菌剤が使われていることがニュースになったことを覚えている方もいるのではないでしょうか。少し前には、ハマチに使われている薬の問題も起きています。

いずれにしても養殖魚の問題です。養殖される魚は、鯛やフグ、ハマチ、ウナギなど高級魚ばかりです。イワシやサンマ、イカなどの安い魚に「薬」を与えてまで養殖する人はいません。高級魚だから養殖もするし、薬を使っても元がとれるのです。

養殖魚がすべて危険だというわけではありません。しかし、イワシやサンマ、イカ、アジなどの大衆魚ならば、薬の危険性などを心配する必要がなくなるのです。高級魚日常的に家庭で食べる際は、旬を迎えた安い魚を食べることをおすすめします。

最近、江戸の食生活を調べています。江戸の人たちは、サンマを好まなかったと書かれた本がありました。マグロに至っては、「猫マタギ」と呼ばれたということです。猫もまた接待や外食などの際に楽しむ程度にするのがいいのではないでしょうか。

が好きな人は、接待や外食などの際に楽しむ程度にするのがいいのではないでしょうか。

いでしまうほどまずい食べ物だという意味です。

江戸の人たちにとっては、脂ののったサンマやマグロの脂はくどく感じられたのでしょう。いまや、マグロといえば、「トロ」をおいしいと感じる人が多いと思います。

江戸時代が終わってわずか150年ほどですが、これほどまでに「脂肪満足度」が大きく変わってしまったのです。

このまま行けば、今から150年後には、サンマを塩焼きで食べる人はほとんどいなくなり、フライにしてマヨネーズをかけるのが普通になってしまうのかもしれません。間違いなく日本は肥満大国、糖尿病大国になっていることでしょう。

▶ 外食

外食を"害食"にしないヒント

半世紀前、わたしが子どものころはめったに外食することはありませんでした。そのため、外で食べることが非常に楽しみでした。「お着替え」して食べに行った記憶があります。

覚えているのは、ラーメン屋、そしてデパートの最上階で食べた「お子様ランチ」です。

デパートのレストランは見晴らしがよくて好きだったのですが、今考えると3階建てのデパートだったようです。3階で見晴らしがいいと感じたのですから、隔世の感があります。

その当時の家庭の食事は、ごはんとみそ汁を中心とした和食ばかりでした。会社勤めの

人なども弁当持参がほとんどで、めったに外食することはなかったように思います。その当時は、外食は楽しみ優先で、何を食べようが健康に影響することもなかったと思います。

しかし、現在では、ほぼ毎日、昼は外食している人が多くなっています。なかには、1日に外食が2回、3回という人も少なくありません。

このような時代になると、外食も漫然とお楽しみで食べていていいとはいえません。ほぼ毎日外食をしている人は、健康を考えた選び方で食べることが必要になります。きちんと選ぶ目を持たないと、同じ外食でも〝害食〟になってしまいかねません。

◤外食に油が多いのにはワケがある

外食でもっとも注意したいのは、「油」をとりすぎてしまうことです。当然ですが、外食産業では家庭と違ってそこに「利益」が必要になります。

たとえば、サンマを例に説明します。家庭で食べる場合は、100円で購入したサンマを食べるとします。

しかし、お店では原価を考えると家庭と同じように100円で購入したものは使えませ

ん。100円で提供して利益を出すためには、40円、50円のサンマを使うことになります。

100円で購入したサンマなら、塩焼きにしてもおいしいかもしれませんが、40円、50円で購入したサンマを塩焼きしてもおいしくない可能性があります。そこで、揚げてしまえば、脂がのっていないサンマでもおいしくすることができます。

鮮度のいい魚をもらったら「刺身」で食べろ。

少し鮮度が落ちたら「焼いて」食べろ。

もっと鮮度が落ちたら「煮て」食べろ。

それでもだめなら「天ぷら」「フライ」にして食べろ。

これは魚介類に限った話ではありません。鮮度のいいほうれん草ならば、おひたしでも充分においしいでしょう。しかし、鮮度が落ちたら、バター炒めにすることになるのではないでしょうか。おいしい米なら、普通に炊いたごはんで食べます。しかし、古くてまずい米をもらったら、チャーハンにするしかありません。

高価な寿司屋さんに行って、「ねぎとろ」を食べたら、ねぎとマグロのトロしか使われていません。安い寿司屋さんのねぎとろは、そこに油を入れている可能性があります。油を入れれば、マグロも「トロ」に化けることが可能です。食用油はどんな食べ物もおいしく

感じさせる魔法の調味料なのです。

高級料亭だったら、「食材」にお金をかけても元はとれるでしょうから、油を使った料理は多くなりません。しかし、日常、昼食として食べられる値段の店では、油を多用することになります。

注意しないと、一年中、油攻めになってしまう可能性があります。

落ち着いて食事できる店かどうか

それでは、どのような店で、どんな料理を選べばいいのでしょうか。

稀に外食をする人は好み優先でお店を選べばいいと思います。

ただし、日常的に外食する人は考えて食べたほうが身のためです。お店選びは、どんなものを食べるかという前に、食べる「環境」も考えたいものです。ひと言でいえば、「落ち着いて、ゆっくり食事ができる店」であるかどうかです。

慌ただしく、追いかけられるように食べていては、どんな食事をしても、充分に消化されず、胃袋も疲れてしまいます。また、慌ただしくかき込むように食べていると、濃厚な

味を好むようになってしまいます。

お茶漬けに甘鮭は合いません。お茶漬けはサラサラとかき込むように食べるため、食べ物が舌の上をすばやく通りすぎてしまうので、味が感じにくくなります。そのため、塩辛い鮭のほうがおいしく感じるのです。早食いの人を見ていると、たいがい、ソースやしょうゆをドボドボとかけているのではないでしょうか。

一般的にいえば、高級な店ほど静かに落ち着いて食べることが可能ですが、必ずしも値段と比例するわけではありません。食べる環境も考えて店を選ぶようにしたいものです。

油が少ない店選びのヒント

次に選ぶポイントは、揚げ物や炒め物など油脂類の多い店を選ばないことです。もっとわかりやすくいえば、換気扇の汚れた店は避けたほうがいいでしょう。換気扇から油がたれているような店ばかりで食べていると、体のなかも油だらけになると考えましょう。

具体的には、家庭の食事に近いメニューがある店を選ぶことです。白いごはんがきちんと食べられることが大切です。

おすすめは定食屋です。最近はチェーン店なども増えて、随分、食べやすくなっています。女性1人でも入れる店も増えています。「焼き魚定食」「煮魚定食」「刺身定食」「野菜の煮物定食」など、できる限り油の少ないものを選びたいものです。

ただ、「野菜を食べなければ」と考える方が多いためでしょうか。小鉢のサラダを追加する方を見かけることがありますが、健康を考えるならおすすめしません。油（マヨネーズ・ドレッシング）を増やすだけです。

その他、おすすめは、そば屋、うどん屋です。たまには、天ぷらそばやうどんもいいでしょうが、ざるそば、もりそば、とろろそば、かけそば、きつねそば（うどん）などがおすすめです。一昔前は、関東はそば、関西はうどんが多かったですが、どんどんその差がなくなって選びやすくなっているように思います。

寿司屋も比較的、油が少ない飲食店です。素材のよさを考えたら、普通の寿司屋がいいでしょうが、日常の昼食には経済的に難しいと思います。回転寿司でもいいでしょう。

ただし、最近は揚げ物や焼き肉、鳥のから揚げなどがのったものもあり、こちらはあまりすすめたくありません。海苔巻、稲荷寿司、ちらし寿司などはおすすめです。

どんな魚介類を食べてもいいと思いますが、「養殖魚」の飼育法に不安がある方は、大衆

150

魚のイワシやアジ、サンマ、イカ、タコなど安いものが比較的安心です。

最近は、おにぎりとみそ汁だけを食べさせる店も増えています。このような店もいいでしょう。「おにぎりとみそ汁だけではバランスがとれないのでは……」などと考えないことです。外食は家庭の食事ではないのですから、当然、限界があります。

外食は「バランス」など考える必要はありません。できるだけ「害」が少ない店を選ぶことが大切です。

中華料理、イタリア料理、ラーメン、カフェ、ファストフードなどは、「油」を使っていないメニューを探すのが至難のワザです。日常的に利用するのではなく、稀に楽しむ程度がよいのではないでしょうか。

市販のお弁当は、ここに注意

多くの人が、「外食は飽きる」といいます。それは、これまで述べてきたように素材のおいしさではなく、油のおいしさを多用したものが多いからです。「飽きる」というのは、体が「嫌だ」といって小さな悲鳴を上げているのだと考えるべきです。それだけ外食は油攻

めに注意が必要です。

もっとも注意しなければならないのは、市販の弁当です。コンビニの弁当を見ればわかることですが、ロングセラーのものはほとんどありません。それだけ飽きやすい弁当が多いからでしょう。そのなかでも、比較的ロングセラーになっているのは、「幕の内弁当」「鮭弁当」でしょう。まさに、揚げ物が少ない弁当だからです。

日本は蒸し暑い国です。そのため、年中、食中毒のニュースがテレビから流れてきます。それらの映像を見ていると、たいがい、白い作業着にマスクと手袋をつけた人が映し出されます。非常に衛生面で気を遣っている施設だということがわかります。

一方で、失礼ですが、とても衛生面に気を遣っているとは考えられない町の食堂やラーメン屋から食中毒が出たという話はめったに聞きません。家庭で、白い帽子を被り、マスクや手袋をつけて料理をしている人はめったにいないはずです。それでも食中毒が出ることはほとんどありません。

それは、なぜなのでしょうか？　町の食堂やラーメン屋は、料理ができたらすぐにお客さんに提供します。仮に細菌が付着していても、細菌が増える間もなく提供されます。ところが、弁当屋でつくられたものは、つくってからお客さんが食べるまでに時間が経過し

4章　たった15分の粗食ごはん

ます。わずかの細菌しか付着していなくても、時間とととともに増殖してしまうからです。家庭で食中毒を起こすことも稀にあります。それは多くの場合が夏の海水浴です。朝つくった弁当を暑いなか持っていく場合です。弁当屋と同じで食べるまでに時間が経過しているからです。

安いお弁当ほど、油が多い

したがって、弁当屋は油を使うことになります。食中毒を起きにくくする方法の1つが、油で「揚げる」ことだからです。

水はいくら温度を上げても、100度までにしかなりません。一方で、油は種類により ますが200度くらいまで上げて料理することができます。そのため、食中毒の原因菌を殺菌できる可能性が高くなるのです。

また、弁当の特徴として、煮物やおひたしなどは入れにくいという問題もあります。料理から水分が出てしまい、ごはんがべちゃべちゃになってしまうことにもなります。弁当箱から汁が出てしまい、包み紙を汚すこともあります。その点でも、炒め物や揚げ物が使

いやすいのです。

当然、安い素材を使っても、油を使うことでおいしくすることができるという利点もあります。

そのため、どうしても弁当は揚げ物や炒め物が多くなります。安い弁当になると、天ぷらとフライが複数入っているものさえあります。

旅行の際の稀な弁当ならそれもいいでしょうが、日常的に食べるものとしてはおすすめできません。

弁当を購入する際は、炒め物や揚げ物が少ないものを選びたいものです。そ

の際も、おにぎりや海苔巻きなどを買うことをおすすめします。海苔巻も、きゅうりや納豆などシンプルなものにしましょう。

あまりいい弁当がなかったら、おにぎりや海苔巻きなどシンプルなものにしたいものです。

最近は、おにぎりや海苔巻にも、揚げ物や食肉加工品、あるいは、マヨネーズやケチャップ、ソースなどが使われているものが多くなっていますが、まったくおすすめできません。

154

つき合い酒を飲むとき気をつけたいこと

自宅で1人、手酌でお酒を飲んでいてついつい飲みすぎたという人はあまりいないと思います。わたしたちは何も考えずにお酒を飲んでいるのではありません。何気なく飲んでいても、無意識に血中アルコールの濃度を計算して飲んでいるのです。すでに何杯か飲んで満腹のときはそんなにたくさん飲みたくなりませんし、暑くて喉が渇いているときはいつもよりも多めに飲みたくなります。

ところが、人に合わせて飲まなければならない「つき合い酒」が続くと、体を壊しやすくなります。たとえば、人と一緒にビールを飲んでいると、たいていグラスにビールを注ぎかわします。ビールをグラスにつがれそうになったら一気に飲んで、グラスのなかのビールを減らすかグラスをあけるかして、相手に差し出す人が多いでしょう。

つき合い酒が日常化している人は飲みすぎがちになりますが、仕事の関係などで仕方がない場合もあるでしょう。ところが、わたしの経験上、ビールに比べて焼酎だと、そう注がれることはないように思います。氷を入れたりお湯で割ってつくるのが面倒だからでし

ようか。

アルコールは何をどれだけ飲むかも重要ですが、「飲む場」の問題も大きいと考えています。私は、わがままといわれればその通りですが、基本的につき合い酒は一切しません。

アルコールを飲むということは、"大人の遊び" だと思っているので楽しく飲まなければ意味はないと考えています。

やはり、気心の知れた友人と飲みたいと思っています。気を遣いながら飲んだり、愚痴や悪口を聞かされたら、これほど体に悪いことはありません。

アルコールでは、体ではなくせめて「心」に栄養を補給したいものです。何よりも楽しく飲みたいですね。

スイーツは量より"質"を重視

スイーツの種類は、できれば和菓子をおすすめします。たとえば、大福やまんじゅう、羊羹などです。

和菓子は原料が米やもち、寒天などが多いため、腹持ちがいいものが多いのです。せい

4章　たった15分の粗食ごはん

ぜい1個食べれば満足できるものがほとんどです。

その点、洋菓子はシュークリームやケーキなど、膨らませたものが多いため、お腹に軽いのです。2個、3個と食べすぎてしまう可能性が高くなります。

また、洋菓子は、単に甘いだけではなく、牛乳、乳製品（バター・チーズ・生クリームなど）、食用油などが入ったものが多く、高脂肪のものばかりです。しかも、防腐剤、膨張剤、香料、着色料などの食品添加物が多く入っているものもあります。

お菓子を食べるのが稀だという人は何を食べてもいいでしょうが、お菓子を年中食べるという人は選んで食べることが大切です。食事をきちんと食べて、稀に和菓子を楽しむ。洋菓子は人の家で出されたら食べる。その程度のつき合い方がいいでしょう。

しかし、「チョコレートがどうしてもやめられない」という人も少なくないでしょう。チョコレートのように麻薬性の強いものほどやめにくく、食べると幸せな気分になるものです。

どうしてもチョコレートをやめられない場合は、なるべく高級なものを選ぶことをおすすめします。安いチョコレートはカカオマスよりも砂糖と脱脂粉乳が多く含まれています。食品添加物が含まれる可能性も高くなります。

157

そして、なによりも「人間は値段も食べている」のです。ちょっと奮発して新調した服を着ると、なんとなく背筋が伸びているような気がしませんか。高価であればあるほどそうなるでしょう。人間は値段も着て、値段も食べているのです。

高価なチョコレートを買えば山ほど食べられませんし、たとえ少量でも幸せ感が継続するのです。

甘い物でストレスを解消する人にとって、スイーツは居酒屋のようなものです。居酒屋に行くといくら使うのかを考えたら1粒300円、400円のチョコレートだってたいしたことないと思えるのではないでしょうか。

「甘い物を断つべき」とはいいません。うまくつき合っていけばいいのです。

食材・食品の買い方

▶

その食材の原型がわかるか

中国産をはじめとした輸入食品の増加による残留農薬や添加物などの懸念。これまでになく、食の「安全」に対して不安を感じている方もいるのではないでしょうか。

4章　たった15分の粗食ごはん

経済的に余裕のある人は、すでに無農薬、無添加食品などを特別なルートで入手しているかもしれません。しかし、それは一部の限られた人だけというのが現実だと思います。

「本気で考えたら食べるものがなくなる」「神経質になりすぎるほうがむしろ不健康だ」と、無視を決め込んでいる方もいると思います。その気持ちも理解できます。

しかし、これだけ「検査体制」が不明な輸入食品が増えている現状を考えると、できる範囲での自己防衛の努力が必要な時代になっているのも事実だと思います。

そこで、少しでも、安全な食品を口にするために、誰でもできる2つの「物差し」をお教えします。

1つ目は、「食材」の原型がわかるものを食べるということです。スーパーや八百屋で売っているりんごは、りんごの形が残っています。「りんごジュース」は原型が残っていません。じゃがいもは原型がわかりますが、「ポテトチップス」になったらわかりません。サンマは原型がわかりますが、ミンチされて「つみれ」になったら原型がなんだかわからなくなります。

そして、原型のわからなくなったりんごジュースには「香料」や「酸化防止剤」などが使われている可能性があります。

159

ごはんは米の形がわかります。パンは小麦の原型をとどめていません。実際に、米に食品添加物など入っていません。パンだと、「膨張剤」「乳化剤」などが使われている可能性があります。

じゃがいもには何も入っていません。ポテトチップスにはさまざまな食品添加物が使われています。

外食の際も、たとえば「豚肉の生姜焼き定食」と「餃子定食」があったら、肉の形がわかる「生姜焼き定食」を選ぶようにします。もちろん、それですべての化学物質が避けられるわけではありませんが、その危険性はかなり減らすことができます。

▶ 食品表示はココをチェック！

2つ目は、食品を購入する際は、裏側に表示されている「原材料」を見るようにするということです。そこには、さまざまな文字が書かれています。日本の法律は抜け穴だらけですから、意味不明の文字が並んでいます。

ところが、いちいちその文字の意味を考えていたら神経質になって疲れるだけです。簡

単に考えればいいのです。文字の意味など考えずに、ただ、「文字数」の少ないものを購入するようにすればいいのです。いろいろな文字が長々と書かれているものはできるだけ避けましょう。

たとえば、コンビニで飲み物を購入するとします。最近はいろいろな「水」が販売されています。ほとんどの水には「水」としか記載されていません。しかし、ジュース類になると、ラベルには「天然」とか「果汁100％」などと書かれたものもあります。

でも、これは無視して、商品裏などにある原材料表示を見るようにしましょう。すると、

「りんご　香料　酸化防止剤」などと記載されているものがほとんどです。

「香料」「酸化防止剤」って何？　などと考えずに、「文字が多いから」買わないといった判断がいいでしょう。

材料の原型がわかるものを食べるようにする。

表示を見て、文字数が少ないものを購入するようにする。

農薬を避けることは難しいことですが、少なくとも食品添加物はかなり避けることができます。

難しいことではありませんので、是非、実行してみてください。

本物のみそを手に入れるには

みそ汁はごはんの大切な脇役です。ほかの調味料とは意味が違います。調味料のなかでもみそだけは質のいいものをそろえてください。

原材料としては、表示に「丸大豆」と書かれているみそを選びましょう。「脱脂加工大豆」を使ったみそも多いですが、脱脂加工大豆とは、「おから」。いわば、「大豆の搾りかす」です。そして、原材料も大切ですが、より重要なのは製造方法です。発酵食品は、製造方法によってかなりの差が出ます。

みそは発酵食品ですから、きちんと熟成されたものを選びましょう。

みそは本来、自然の気温の変化を利用して、発酵、熟成させて、1年ぐらいかけてつくられてきました。

これに対して、温度を人工的に調整して、3カ月ほどでつくるみそもあり、ひどいものになると、2～3週間足らずでつくる場合もあります。こうしたつくり方を「速醸法」と呼んでいますが、十分に熟成されていません。これを「みそ」と呼べるのか疑問です。深

4章　たった15分の粗食ごはん

い味わいもありません。

ところが、原材料表示には材料名しか記載されず、製造方法については表示義務があります。数週間でつくったみそも、1年、2年かけてじっくり製造したものも、その差を知る方法がないのです。

現実的な方法としては、いわゆる自然食品店で購入することがベターかもしれません。家庭によっては買い物時間や経済的な制約などもあると思いますが、ほかの調味料を差し置いても、まずみそだけは選び方に気を配りたいものです。

食用油には2種類ある

スーパーの食用油売り場に行くと、「コレステロールを上げない」「カロリーハーフ」「リノール酸含有」「オレイン酸含有」「オメガ6含有」「バージンエキストラ」など、さまざまな宣伝文句が書かれていて何を選んでいいのかわからない人も多いのではないでしょうか。

いい油を選ぶ際のポイントは「油の製造方法」にあります。

「食用油」には、大きく2種類あると考えてください。

163

少し前まで、油は原料のごまやなたねを蒸したり炒ったりし、機械で圧力をかけどろどろの状態にして、和紙などで濾していました。「圧搾法」と呼ばれる製法です。時間がかかる作業のため、油は非常に貴重なものでした。

ところが最近は、「溶剤抽出法」といい、さまざまな薬品を使い効率よく製造するようになっています。それによって、油は非常に安くなりました。ただし、薬品を使って製造することに対して、疑問が残ります。また、そのことによって本来含まれている栄養素がほとんどなくなっています。油の選択でもっとも大事なのはそこにあります。

同じごま油、米油といっても「圧搾法」と「溶剤抽出法」のものがあります。ですから、材料の種類や「宣伝文句」ではなく、その「製造方法」で選ぶことがポイントです。

質のいい「圧搾法」の油は若干高めですが、健康には代えられません。何を選んでいいかわからなかったら、自然食品店と呼ばれるところで購入することをおすすめします。いまは、インターネットで購入することも可能です。

家族の健康を守る粗食ごはん
７日間
実践メニュー

　以下の献立は３食とも自宅で食べる方、あるいは子どもなどを対象としたものになっています。そこに、自宅でおやつが必要な子どものための「間食」を入れています。また、それを「基本」として、子どもの食事、あるいは会社員の親御さんのお弁当などの工夫を書き込んでいます。

　なお、朝食などはあえてバラエティの多い内容になっています。そのようにしなければならないということではありません。バリエーションを覚えていただくために、あえて、毎食変えているだけです。

月曜日

朝食

ごはん／みそ汁（わかめ・豆腐）／漬物（大根のぬか漬け）／
わけぎとイカの酢みそ和え／納豆

子どもは、わけぎのような香りの強い香辛野菜や山菜などは好みませんが、気にすることはありません。子どもが食べられるかを優先すると、季節感のある野菜が食卓に上がらなくなってしまいます。子どもはごはんとみそ汁、漬物、納豆でお腹を満たせば充分です。

昼食

とろろそば／煮豆（大豆・昆布）／ほうじ茶

1人の食事だったら、簡単な麺類、どんぶり物などでもいいでしょう。副食は前日の残り物や常備食を利用しましょう。

間食

焼きいも（さつまいも）／水

大人がおやつを食べる場合、ほとんどの方は体が欲しているわけではないでしょうから、おにぎりや焼きいもでは満足できないと思います。「甘いお菓子がなければ」という方も多いでしょう。大人は仕方ない面もありますが、子どもを巻き込まないようにしましょう。

夕食

ごはん／みそ汁（大根・油揚げ）／漬物（らっきょうの酢漬け）／焼き魚（サバ）・大根おろし／ほうれん草のおひたし／冷奴（ねぎ・生姜・大葉）

子どもはらっきょうの酢漬けなどのすっぱいものを嫌う可能性がありますが、それに代わるものを用意する必要はありません。冷奴もねぎや生姜、大葉などを除けばいいでしょう。1品増やそうとすると、油料理が増えるだけになりがちです。

朝食

ごはん／みそ汁(さつまいも・玉ねぎ)／漬物(たくあん)／
佃煮(きゃらぶき)／煮豆(黒豆)／焼き魚(鮭)

昼食にお弁当を持参する場合は、そのことも考えながら朝食をつくるのがおすすめ。弁当箱にごはんをしっかり詰めて、鮭、たくあん、きゃらぶきなどの佃煮を入れれば簡単です。物足りなかったら、海苔、佃煮、梅干しなどの常備食を利用しましょう。

昼食

けんちんうどん(ごぼう・里いも・にんじん・こんにゃく・ねぎ)／
ほうじ茶

昼食が外食になる方は、献立を参考にしてください。毎日食べても飽きがこない「ひらがな主食」をおすすめします。

間食

おにぎり（鮭）／麦茶

子どもがおにぎりを嫌がる場合、本当に「おやつ」が必要か考えてみてください。空腹ならおにぎりで不満をいうことはないはず。前食の影響、運動量によっては必要でない場合もあります。空腹でないのに食べさせようとしたらお菓子を欲しがる可能性があります。

夕食

ごはん／お吸い物（とろろ昆布・ねぎ）／刺身（イカ・マグロ）／きんぴらごぼう（ごぼう・にんじん）／高野豆腐の煮物（にんじん・しいたけ）

晩酌をする場合は、あえてつまみをつくらないことをおすすめします。つくろうとすると、炒め物、揚げ物などが増えることになりかねません。もし、物足りない場合は、油の少ない、冷奴、枝豆、塩辛、もずく酢、漬物など簡単なものにしましょう。

水曜日

朝食

ごはん／みそ汁（なめこ・豆腐）／しらすおろし（大根）／
菜の花の辛子和え／いかなごの釘煮／梅干し

子どもは菜の花の辛子和えなども食べないかもしれませんが、気にしないでください。親がおいしそうに食べている姿を見せることも「食育」です。物足りなさそうなら、焼き海苔、納豆、ふりかけでも足せば充分。子どものためにもう1品つくらなくてもいいのです。

昼食

カレーライス／水

たまには「カタカナ」のメニューもいいでしょう。肉を入れてもいいですが、イカやエビ、貝類を使ったシーフード・カレーもおすすめです。なかでも冷凍のあさりだと簡単でおいしくつくれます。

間食

さつまいも（蒸かす）

子どものおやつは、穀類、いも類などがおすすめです。稀に季節の果物などもいいでしょう。

夕食

ごはん／みそ汁（玉ねぎ・油揚げ）／漬物（キャベツの浅漬け・きゅうり）／かれいの煮つけ／ふろふき大根／冷奴（生姜・ねぎ）

仕事の関係などで、夕飯の時間が遅くなったら、軽く食べるようにしたいものです。深夜の肉類、揚げ物類は体に負担をかけることになります。主食は、そうめん(にゅうめん)など。ごはんも、お茶漬けなどにして軽くしましょう。

朝食

ごはん／みそ汁（にら）／しば漬け／焼き魚（ししゃも）／もずく酢（生姜）

子どもになんとか野菜を食べさせようと、「具だくさんみそ汁」をつくる方がいます。その気持ちはわかりますが、それが嫌でみそ汁嫌いになっている例もあります。みそ汁は「汁」です。野菜のみそ煮込み料理ではありません。

昼食

磯辺もち（海苔）／こんにゃくのピリ辛炒め／ほうじ茶

もちもおすすめの主食です。凝らない簡単な食べ方がいいでしょう。

間食

乾燥いも／水

「飲み物が水ではかわいそう」という方がいますが、それは体を使わない大人の感覚です。自分自身の子ども時代を思い出してみてください。「ごくん、ごくん」と喉を鳴らしながら飲んでいたはずです。汗をかいて遊んでいる子どもにとって、水は最大のごちそうです。

夕食

ごはん／みそ汁（しじみ）／酢の物（わかめ・きゅうり）／サバのみそ煮／梅おろし豆腐

夕飯の献立に悩んだら副食は3品と考えてみましょう。1品目は「野菜・海草・いも類」、2品目は「動物性食品」、3品目は「豆類・大豆製品」。この献立の場合は、野菜、海草類は「酢の物」、動物性食品は「サバのみそ煮」、豆類・大豆製品は「梅おろし豆腐」になります。

朝食

ごはん／みそ汁（白菜・豆腐）／漬物（たくあん）／フキみそ／焼きたらこ

子どものお弁当も、朝食を活かしてつくるようにすると簡単です。「キャラ弁」はおすすめしません。「キャラ弁」を紹介した本やサイトを見ると、ほとんどが油と砂糖のオンパレードです。「目」を楽しませたかったら、バランなどの「飾りつけ」を利用しましょう。

昼食

きつねうどん（油揚げ・ねぎ）

きつねうどん、とろろそば、磯辺餅など、シンプルに食べましょう。

間食

きなこもち／水

子どものおやつは4回目の食事ですから、主食になる穀類、いも類を中心にしましょう。

夕食

ごはん／みそ汁（ほうれん草と厚揚げ）／漬物（たくあん）／
銀ダラの磯辺焼き／れんこんとにんじんのきんぴら

みそ汁は具に季節の野菜を入れるだけで、「小さな季節の野菜料理」になるのも、いい点です。

朝食

ごはん／みそ汁（かぼちゃ・油揚げ）／漬物（大根のぬか漬け）／
きゅうりの塩もみ／小女子の佃煮

常備食の佃煮などは、味が濃く、甘い物が多くなります。でも、味が濃いがゆえにたくさん食べるものではありません。「甘さ」は気にすることはありません。

昼食

かぼちゃぞうすい（朝のみそ汁の残りに卵を加える）／
漬物（大根のぬか漬け）

季節の野菜や海藻、魚介を入れた「ぞうすい」や「おじや」などもおすすめです。

間食

焼きおにぎり／水

飲み物は水分を補給するものです。どんな種類の飲み物であっても、液体で熱量をとらないことが大切です。「牛乳」の代わりに「豆乳」、あるいは「無農薬の100％果汁」などを与える方もいますが、これも稀なお楽しみの飲み物と考えましょう。

夕食

枝豆ごはん／みそ汁（なす）／キャベツの塩もみ（大葉）／
カジキの照り焼き／焼き厚揚げ

空腹時間が長すぎるとどうしてもボリュームのある深夜食になりがちです。帰宅が遅くなる場合は、夕方、会社で軽く胃袋を満たしておくようにしてください。たとえば、おにぎり、海苔巻きを食べる。それが難しかったら、バナナや甘栗などもいいでしょう。

朝食

パン/ごまペースト/野菜ジュース/目玉焼き

パン食はどうしても油が多くなります。お楽しみで日曜日くらいにしたいものです。ごまペーストはごまを練ったもので、砂糖が入ってないものも販売されています。

昼食

鮭の混ぜ寿司(鮭・ごま・海苔)/緑茶

お子さんが一緒に食べる際は、緑茶よりも「番茶」がおすすめです。子どもはカフェインを多く含む緑茶は好みません。

間食

手巻き寿司（鮭の混ぜ寿司）／麦茶

お昼のお寿司を海苔で巻いて食べましょう。

夕食

ごはん／みそ汁（キャベツとわかめ）／大根のみそ漬け／
さつまいもとひじきの白和え／帆立とわけぎのさっと煮

野菜料理は「煮物」「和え物」「おひたし」を中心にしましょう。サラダや炒め物は多くならないようにしたいものです。

5章

粗食生活に役立つQ&A

食事の悩みにお答えします

子どもの食生活

Q 子どもが残してばかりで困っています

　5歳の子どもがいます。食事のとき、いつも残してばかりできちんと食べないので困っています。"ムラ食い"をなくすにはどうしたらいいでしょうか？

A そのことで何かの病気になったとか、具体的に困ったことがありますか？　恐らく、困ったことは起きていないのではないでしょうか。

　実際にムラ食いは何の問題もありません。むしろ、お子さんをほめてあげるべきことです。子どもは、体調や運動量によって、どこまで食べたらいいのかがわかるから残すのです。ところが、大人になると、テーブルに並べられたら、それが適量になってしまいます。

　たとえば旅行に行ったときのホテルや旅館の夕飯は、家庭よりもごちそうが出るため、ついつい食べすぎてしまうものです。でも、このときのお子さんの姿を思い出してみてください。朝食も家庭に比べておかずが多いので、なおさら残しているはずです。夕飯を食べ

5章　食事の悩みにお答えします

Q 咀嚼（そしゃく）しないで飲み込むように食べています

4歳の子どもがいます。先日、歯科医院に行ったとき「子どもに30回咀嚼させるようにしてください」といわれたのですが、いくらいっても咀嚼しません。どうしたらいいでしょうか？

A

現代の食生活は、咀嚼しないで飲み込むように食べるものが増えています。一昔前の食生活に比べて、かなり咀嚼回数が減っています。

咀嚼は、単に食べ物を細かくするだけではなく、全身への影響も少なくありません。歯や歯周組織を丈夫にするだけでなく、胃や腸などの消化器官の負担を減らしたり、精神面

すぎたから、きちんと調整しているのです。とくにおかずを残します。

しかし、お父さんお母さんは、夕飯に食べすぎているにもかかわらず、朝食も残さずに食べて、子どもが残したものまで食べたりします。あきらかに食べすぎです。

私たち大人と、お子さんのどちらがまともか、考えてみてください。

183

への影響が大きいことも指摘されています。

ただし、4歳のお子さんが30回嚙みながら食事をするでしょうか。ふつうは難しいと思います。食事のたびにそれを強制することが本当にいいのか疑問があります。楽しいはずの食事が、叱る場になってしまったとしたら本末転倒です。「30回嚙みなさい」という前に、黙っていても咀嚼せざるをえない食生活を心がけることが大切です。

現代の食生活が咀嚼しなくなっている最大の理由は、咀嚼を必要としない飲み物で熱量（カロリー）をとることが増えたことにあります。清涼飲料水、炭酸飲料水、果汁、牛乳、豆乳、イオン飲料、栄養ドリンクなどです。スーパーやコンビニに行ったら、どれほど販売されているでしょうか。これらで熱量をとってしまうと、固形物の食べる量が減ってしまいます。結果、咀嚼しなくなっています。

極力、熱量のない飲み物を与えることが大切です。具体的には、水、麦茶、番茶などです。それだけでも、かなり咀嚼することになります。咀嚼は大事ですが、楽しい食事も忘れないでください。

5章　食事の悩みにお答えします

大人の体調不良

Q 毎年「夏バテ」で苦労しています

毎年夏になると「夏バテ」で体調を崩します。何か食事で注意することはあるでしょうか？

A 夏バテの最大の理由は、「でんぷん不足」にあると考えています。難しい話ではありません。どんぶり飯を食べている人に夏バテなど無縁です。

暑くなってくると胃袋は、どうしても「咀嚼が必要な食べ物」、つまりもちゃするめなどは勘弁してほしいと訴えます。ごはんも食べにくくなります。しかし、それはいまにはじまったことではありません。そのため、「咀嚼しないでも食べられるもの」が考えられてきました。

その代表が麺類です。しかも、暑くなればなるほど、細い麺が食べたくなります。そうめんがおいしく感じます。胃袋は正直です。

185

あるいは、土用の丑の日に食べる「ウナギ」も同じでしょう。あれもごはんを食べるための知恵の1つです。ウナギの芳ばしさ、味もあるでしょうが、濃厚なタレによって、噛まないでかき込むように食べることができます。ちらし寿司、手巻き寿司なども、ごはんに味がついているので、噛まないで飲み込むように食べられることに意味があるように思います。夏にカレーを食べることが多くなるのも、スプーンで飲み込むように食べられることにあるのではないでしょうか。

甘酒の季語は夏です。昔の絵を見ると、天秤棒をかついで甘酒を売っている人の姿を見ることがあります。ある意味、甘酒は「飲むごはん」ということもできるのではないでしょうか。夏の知恵の1つです。

暑い夏こそ、酢飯や麺類などを上手に利用して、「でんぷん」をしっかり食べられるように工夫することが大切です。

Q お通じをよくする方法を教えてください

便秘で困っています。なるべく野菜や果物をたくさん食べるようにしていますが、まっ

5章　食事の悩みにお答えします

たく変わりません。何か便秘が治る食品はないでしょうか？

A すぐに便秘が治る食品はありません。もしあるとすれば、それは「薬」です。場合によっては薬を考えることも必要かもしれません。ただ、便秘は毎日の食生活が原因になっていることが多いものです。薬を考える前に、日々の食生活を見直すことをおすすめします。

便秘で悩んでいるのは圧倒的に女性です。ところが、多くの女性は、「私は夫や子どもと比べて、野菜や海草、果物など食物繊維をしっかりとっているのに、どうして便秘になるのでしょうか？」といいます。

たしかに、子どもや男性に比べて、女性のほうが野菜や海草、果物などをしっかり食べている人が多いと思います。それにもかかわらず、便秘が多いということは、それらの食物繊維はほとんど影響がないということを証明しているようなものです。

多くの女性が大切なことを忘れています。「便」というからわからないのです。「糞」と書けばわかることです。「糞」という字は、「米」が「異」なる形で出てくると読むことができます。子どもは、野菜や海草など好んで食べることはありません。おかずよりもごは

187

んばかり食べたがります。ダイエットのために「ごはんを減らしている」という男性もめ
ったにいません。しっかりごはんを食べています。女性は、野菜、海草、果物だと考えす
ぎて、あまりごはんを食べないことが多いのです。その結果が、便（たより）に出ている
のです。

食生活は便りでわかります。ごはんをきちんと食べるところからはじめてみましょう。

本書は2014年に『子どもの顔みて食事はつくるな!』として小社より四六判で刊行されたものに最新情報を加え、再編集したものです。

青春新書
INTELLIGENCE

こころ涌き立つ「知」の冒険

いまを生きる

"青春新書"は昭和三一年に――若い日に常にあなたの心の友として、そ
の糧となり実になる多様な知恵が、生きる指標として勇気と力になり、す
ぐに役立つ――をモットーに創刊された。

そして昭和三八年、新しい時代の気運の中で、新書"プレイブックス"に
その役目のバトンを渡した。「人生を自由自在に活動する」のキャッチコ
ピーのもと――すべてのうっ積を吹きとばし、自由闊達な活動力を培養し、
勇気と自信を生み出す最も楽しいシリーズ――となった。

いまや、私たちはバブル経済崩壊後の混沌とした価値観のただ中にいる。
その価値観は常に未曾有の変貌を見せ、社会は少子高齢化し、地球規模の
環境問題等は解決の兆しを見せない。私たちはあらゆる不安と懐疑に対峙
している。

本シリーズ"青春新書インテリジェンス"はまさに、この時代の欲求によ
ってプレイブックスから分化・刊行された。それは即ち、「心の中に自ら
の青春の輝きを失わない旺盛な知力、活力への欲求」に他ならない。応え
るべきキャッチコピーは「こころ涌き立つ"知"の冒険」である。

応え
予測のつかない時代にあって、一人ひとりの足元を照らし出すシリーズ
でありたいと願う。青春出版社は本年創業五〇周年を迎えた。これはひと
えに長年に亘る多くの読者の熱いご支持の賜物である。社員一同深く感謝
し、より一層世の中に希望と勇気の明るい光を放つ書籍を出版すべく、鋭
意志すものである。

平成一七年

刊行者　小澤源太郎

著者紹介

幕内秀夫〈まくうち ひでお〉

1953年茨城県生まれ。東京農業大学栄養学科卒業。
管理栄養士。フーズ＆ヘルス研究所主宰。「学校
給食と子どもの健康を考える会」代表。山梨県の
長寿村を知って以来、伝統食と民間食養法の研究
を行い、日本列島を歩き尽した末に「FOODは風
土」を実感し提唱する。現在、日本全国を講演で
まわり食事相談を行うほか、全国各地の社員食堂
や学校給食の改善に奔走中。病気予防や健康に役
立つ実践的な食養法の第一人者として新聞・雑誌
などでも活躍している。著書に『粗食のすすめ』
（新潮社）、『なぜ「粗食」が体にいいのか』（共著、
三笠書房）、『病気にならない夜9時からの粗食ご
はん』（小社刊）など多数。

病気知らずの体をつくる
粗食のチカラ

青春新書
INTELLIGENCE

2018年2月15日　第1刷

著　者　　幕　内　秀　夫

発行者　　小　澤　源　太　郎

責任編集　株式会社プライム涌光

電話　編集部　03（3203）2850

発行所　東京都新宿区　株式会社青春出版社
　　　　若松町12番1号
　　　　〒162-0056
電話　営業部　03（3207）1916　　振替番号　00190-7-98602

印刷・中央精版印刷　　製本・ナショナル製本

ISBN978-4-413-04533-9
©Hideo Makuuchi 2018 Printed in Japan

本書の内容の一部あるいは全部を無断で複写（コピー）することは
著作権法上認められている場合を除き、禁じられています。

万一、落丁、乱丁がありました節は、お取りかえします。

こころ涌き立つ「知」の冒険！

青春新書 INTELLIGENCE

人は死んだらどこに行くのか 世界の宗教の死生観	島田裕巳	PI·506
ブラック化する学校 少子化なのに、なぜ先生は忙しくなったのか？	前屋毅	PI·507
僕ならこう読む 「今」と「自分」がわかる12冊の本	佐藤優	PI·508
江戸の長者番付 殿様から商人、歌舞伎役者に庶民まで	菅野俊輔	PI·509
「減塩」が病気をつくる！	石原結實	PI·510
隠れ増税 なぜあなたの手取りは増えないのか	山田順	PI·511
大人の教養力 この一冊で芸術通になる	樋口裕一	PI·512
スマートフォン その使い方では 年5万円損してます	武井一巳	PI·513
「血糖値スパイク」が 心の不調を引き起こす	溝口徹	PI·514
こんなとき英語でどう切り抜ける？	柴田真一	PI·515
その「もの忘れ」は スマホ認知症だった	奥村歩	PI·516
「糖質制限」 その食べ方ではヤセません	大柳珠美	PI·517

浄土真宗ではなぜ 「清めの塩」を出さないのか	向谷匡史	PI·518
「皮膚は心」を持っていた！ [第一の脳]ともいわれる皮膚がストレスを消す	山口創	PI·519
その「英語」が子どもをダメにする 間違いだらけの早期教育	榎本博明	PI·520
頭痛は「首」から治しなさい 慢性頭痛の9割は首こりが原因	青山尚樹	PI·521
「系図」を知ると 日本史の謎が解ける	八幡和郎	PI·523
英語にできない 日本の美しい言葉	吉田裕子	PI·524
AI時代を生き残る 仕事の新ルール	水野操	PI·525
速効！漢方力 抗がん剤の辛さが消える	井齋偉矢	PI·526
公立中高一貫校に合格させる 塾は何を教えているのか	おおたとしまさ	PI·527
ニュースの深層が見えてくる サバイバル世界史	茂木誠	PI·528
40代でシフトする働き方の極意	佐藤優	PI·529
日本語のへそ	金田一秀穂	PI·522

お願い　ページわりの関係からここでは一部の既刊本しか掲載してありません。折り込みの出版案内もご参考にご覧ください。